JN080318

エビデンスに基づく

急速進行性腎炎症候群

RPGN
診療ガイドライン

2020

RPGN 診療ガイドライン執筆者一覧

厚生労働科学研究費補助金難治性疾患等政策研究事業（難治性疾患政策研究事業）
難治性腎障害に関する調査研究班

研究代表者	成田　一衛	新潟大学医歯学系腎・膠原病内科学

診療ガイドライン作成分科会

研究分担者	岡田　浩一	埼玉医科大学腎臓学科
	安田　宜成	名古屋大学医学部腎臓内科　循環器・腎臓・糖尿病（CKD）先進診療システム学寄附講座

令和元年度　急速進行性糸球体腎炎ガイドラインワーキンググループ（RPGNGL-WG）

リーダー	要　　伸也	杏林大学医学部腎臓・リウマチ膠原病内科
サブリーダー	臼井　丈一	筑波大学医学医療系臨床医学域腎臓内科
研究協力者	板橋美津代	東京都健康長寿医療センター腎臓内科・血液透析科
	遠藤修一郎	滋賀県立総合病院腎臓内科
	遠藤　知美	公益財団法人田附興風会医学研究所北野病院腎臓内科
	尾田　高志	東京医科大学八王子医療センター腎臓内科
	大矢　昌樹	和歌山県立医科大学腎臓内科学
	川嶋　聡子	杏林大学医学部腎臓・リウマチ膠原病内科
	北川　清樹	国立病院機構金沢医療センター腎・膠原病内科
	佐田　憲映	岡山大学腎・免疫・内分泌代謝内科学
	長澤　　将	東北大学腎・高血圧・内分泌科
	平橋　淳一	慶應義塾大学医学部総合診療科
	廣村　桂樹	群馬大学大学院医学系研究科腎臓・リウマチ内科学

システマティックレビュー（SR）チーム

	川口　隆久	慶應義塾大学医学部腎臓・内分泌・代謝内科
	宮脇　義亜	岡山大学大学院医歯薬学総合研究科腎・免疫・内分泌代謝内科学
外部協力者	高安真美子	東京医科大学茨城医療センター腎臓内科
	坪井　直毅	藤田医科大学医学部腎臓内科学
	平山　浩一	東京医科大学茨城医療センター腎臓内科
	武曾　惠理	公益財団法人田附興風会医学研究所北野病院腎臓内科
	湯村　和子	東北医科薬科大学病院・腎臓内分泌内科

査読学会

日本リウマチ学会

査読者一覧

日本腎臓学会学術委員会
難治性腎障害に関する調査研究班　疾患登録・疫学調査研究分科会急速進行性糸球体腎炎ワーキンググループ
同　診療ガイドライン分科会 IgA 腎症ガイドラインワーキンググループ

はじめに

　本ガイドラインは，平成 29 年〜31 年(令和元年)度厚生労働科学研究費補助金難治性疾患等政策研究事業(難治性疾患政策研究事業)「難治性腎障害に関する調査研究」の診療ガイドライン作成分科会(岡田浩一分科会長)により作成されたものである．

　わが国では IgA 腎症，ネフローゼ症候群，急速進行性腎炎症候群および多発性嚢胞腎の 4 疾患の診療指針(ガイドライン)がまとまったものとしては，平成 20〜22 年度，厚生労働省科学研究費補助金「進行性腎障害に関する調査研究」(松尾清一班長)で最初に作成され，平成 23 年に公表されている．ここではエビデンスを考慮しつつ専門医のコンセンサスに基づいた診療指針が作成された．その後，平成 23〜25 年度「進行性腎障害に関する調査研究」(松尾清一班長)では，腎臓専門医に標準的医療を伝え診療を支援するため，ガイドライン作成基準に則って 4 疾患のエビデンスに基づく診療ガイドライン 2014 が作成され発表された(木村健二郎診療ガイドライン作成分科会長)．

　そして，平成 26〜28 年度の同研究班(松尾清一，丸山彰一班長)の診療ガイドライン作成分科会(成田一衛分科会長)では，内容を客観的に見直すことを意図し，各疾患の担当者を変更した．そのうえで，新たなエビデンスとともに日本腎臓学会および本研究班の腎臓病レジストリーから見出された新たな疫学データを入れて，各診療ガイドラインをアップデートした(エビデンスに基づく診療ガイドライン 2017)．

　今回の各診療ガイドラインは約 6 年ぶりに発表する全面改訂版であり，診療ガイドライン作成手順に則り，最新のエビデンスを盛り込み，また前回のアップデート版では課題として残されていた，医師以外の医療者や患者側からの意見も取り入れることを意図して作成した．

　なお，新たな難病医療提供体制として，厚生労働省難病対策課長通知「都道府県における地域の実情に応じた難病の医療提供体制の構築について」(平成 29 年 4 月 14 日)では，各都道府県単位で難病診療連携拠点病院の指定，難病診療分野別拠点病院，難病医療協力病院などの指定を行い，難病コーディネーターを配置することを通知した．そして，この体制においてそれぞれの難病ごとに拠点病院などへの紹介基準などを，診療ガイドライン内に記載することを推奨している．この点について，本研究班でも議論を重ねた．そもそもこの難病医療提供体制は，診断・療養が困難な稀少神経難病などを主に想定したものであり，一方本ガイドラインが対象とする腎臓病 4 疾患に関しては，診断そのものは専門医であれば比較的容易であること，難治例については日頃からの医療連携のなかで対処するものであり，特に全国一律の紹介基準というものは設定しがたいのが現状であることから，特別な記載は行わない方針とした．

　本ガイドラインは，主に腎臓専門医が利用することを想定して作成されたが，これらの腎疾患を診療する機会があるすべての医師の診療レベル向上にも有用と考える．作成にご協力頂いた皆様に深く感謝するとともに，本ガイドラインが日常の臨床に活用されることにより，わが国の腎疾患診療のレベルが向上し，それぞれの患者の予後と QOL が改善されることを願う．

2020 年 8 月

厚生労働科学研究費補助金難治性疾患等政策研究事業
難治性腎障害に関する調査研究班
研究代表　**成田一衛**

診療ガイドライン作成分科会
研究分担者　**岡田浩一**

目　次

Ⅴ 付 録

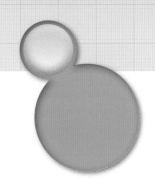

前　文

RPGN 診療ガイドライン 2020 作成 WG

責任者　要　伸也

1. 本ガイドライン作成の背景

　本ガイドラインは，急速進行性糸球体腎炎（RPGN：rapidly progressive glomerulonephritis）の診療指針を示した「エビデンスに基づく急速進行性腎炎症候群診療ガイドライン 2017」の全面改訂版である．わが国における最初の診療指針としては，2002 年厚生労働省特定疾患進行性腎障害に関する調査研究班と日本腎臓学会の合同委員会により報告された「急速進行性腎炎症候群の診療指針」があり，2011 年にはその改訂版である「急速進行性腎炎症候群の診療指針―第 2 版―」が発表されている．これらの診療指針は，海外の研究成果に加え，主にわが国における全国規模のアンケート調査の結果をもとに作成された．その後，本格的なガイドラインを作成しようという気運が高まり，厚生労働省進行性腎障害に関する調査研究班と日本腎臓学会により RPGN 作成ワーキンググループ（WG）が設置され，2014 年に初めての「エビデンスに基づく RPGN 診療ガイドライン 2014」が発表された．このガイドラインは，テキスト部分と 20 個のクリニカルクエスチョン（CQ）からなり，各 CQ に関して文献検索を行ったのち，抽出された文献に基づいた推奨文と推奨度が示された．2017 年にはその部分改訂版が発行されている．

　国際的には 2012 年，KDIGO（Kidney Disease Improving Global Outcomes）よる「糸球体腎炎のための診療ガイドライン」のなかで，RPGN を呈する疾患として "pauci-immune focal and segmental necrotizing glomerulonephritis"，"anti-GBM antibody glomerulonephritis"，"lupus nephritis" などが取り上げられた．その後，ANCA 関連血管炎については，英国 BSR/BHPR のガイドライン（2014），EULAR/ERA-EDTA のリコメンデーション（2016）などが次々と発表され，わが国でも，2011 年に「ANCA 関連血管炎診療ガイドライン」の発表，2014 年の改訂ののち，2017 年に厚生労働省難治性疾患研究事業の難治性血管炎に関する調査研究班，難治性腎疾患に関する調査研究班，びまん性肺疾患に関する調査研究班の合同による本格的なガイドラインが発刊された．米国リウマチ学会（2019）では MPA，GPA ガイドラインの草案が発表されている．本ガイドラインは，以上のような状況を踏まえ，本ガイドライン作成班におけるエビデンス評価を重視しつつも，既存のガイドラインとの整合性にも十分配慮して作成された．

2. 本ガイドライン作成の目的と，想定利用者および社会的意義

　本書の作成の目的は，わが国の実情を反映させた，最新のエビデンスに基づく診療ガイドラインの提示である．2017 年版では，腎臓専門医を主な対象として想定していたが，本ガイドラインは加えて非専門医（かかりつけ医）の日常診療にも役立つように作成されている．テキストと CQ，およびアルゴリズムから構成され，単に網羅的・教科書的な知識の提供を目的としたのではなく，エビデンスに基づいた最新の標準的治療法を伝えることを目指している．そのため，RPGN 診療の現場でのクリニカルクエスチョン（CQ）に回答する形で作られている．各 CQ には，それに対する推奨文，推奨の強さとそれを裏付けるエビデンスの強さが明示されている．作成は，Minds の「診療ガイドライン作成マニュアル」に準拠して行われ，実践的治療の現場での意思決定に役立つように工夫されている．前回のガイドラインと同様，アルゴリズムを用いて具体的な診断・治療法を一目でわかるようにし，各 CQ がどこに位置するかも明示した．

RPGN の治療に関しては，高いエビデンスレベルの論文は多くはないが，徐々に蓄積しつつあるため，本書では原則として，取り上げる CQ は，ランダム化比較試験の行われたエビデンスの存在するものに限定した．そのため，CQ 数は前回の 20 個から 4 個(サブ CQ を含むと 5 個)となった．エビデンスが乏しい部分に関する治療指針は，テキスト部分に記載されている．

本ガイドラインに示された治療方針は，絶対的にあるいは一律に医師の診療行為を限定するものではなく，あくまで日常診療における標準的な治療指針を決める際の意思決定の補助になることを目指している．高齢化が進み，さまざまな合併症を有する RPGN 患者も多く，個々の症例の治療に関しては個別化判断も必要である．また，本ガイドラインは，医事紛争や医療訴訟における判断基準を示すものではないことを明記しておく．

3. 本ガイドラインが対象とする患者

臨床的な急速進行性腎炎症候群には，ANCA 関連腎炎，抗 GBM 抗体型腎炎のほか，ループス腎炎，IgA 腎症，紫斑病性腎炎などの各種免疫複合体型腎炎，その他の多様な腎疾患が含まれる．旧 2017 年版では 2014 年版を踏襲し，ANCA 関連 RPGN，抗 GBM 抗体型 RPGN，免疫複合型腎炎のうちループス腎炎の 3 疾患を取り上げた．しかしながら，ループス腎炎は，その後発行された SLE 診療ガイドラインで扱われているため，本書ではこれを除き，ANCA 関連 RPGN と抗 GBM 抗体型 RPGN の 2 疾患のみを対象とすることとした．すべての年齢層の RPGN 患者を対象としているが，旧版同様，妊娠に関する事項は原則として記載していない．

4. 作成手順

2017 年 4 月の全体会議においてガイドライン改訂の基本方針と手順が示された．作成は原則として Minds 方式(推奨作成は GRADE 方式)に従い，本ガイドラインでは，CQ 作成の際にエビデンスレベルの高い文献(RCT，メタ解析)のみを採用することが確認された．この基本方針に沿ってガイドライン改訂ワーキンググループ(working group：WG)が編成され，「エビデンスに基づく CKD 診療ガイドライン 2018」RPGN 章を担当した 4 名を含む 13 名の CQ

作成メンバーに加え，SR 担当の 2 名を含む計 15 名のメンバーが決定した．その後，重要臨床課題の選別とアウトカムの重みづけが行われ，これに基いて，エビデンスサーチが可能と思われる 5 つの CQ が作成され，それぞれ文献検索を行った．2 名がペアで各 CQ を担当することとなった．文献検索は，日本図書館協会に依頼するとともに，WG 内でも SR チームが行った．ヒットした文献について一次と二次スクリーニングを行い，引用文献を決定した．文献検索の過程で CQ のうち 1 つが SR は困難と判断され，最終的には 4 つの CQ(うち 1 つは 2 つのサブ CQ)に絞られた．なお，採用文献は 2018 年 9 月までを対象としたが，それ以外でも重要なものは必要に応じて採用し，その理由を記載することとした．その後の SR は，マンパワーの制約より CQ 担当メンバーがこれを兼ねることとし，方法論の指導を受けたうえで SR の作業を進め，それぞれの推奨素案を作成した．2019 年 9 月の推奨会議には，WG 以外にも非腎臓専門医 1 名，患者代表 2 名が参加し，作成された推奨素案をもとに検討し，全メンバーの合意により推奨文と推奨度の最終決定を行った．また，これに基づいて治療のアルゴリズムを作成した．前版の 20 個の CQ のうち今回取り上げられなかった内容をテキスト部分で記述することになったため，テキスト部分が前版に比べて多くなり，作成 WG メンバー以外にも，厚生労働省難治性腎疾患 RPGN 分科会(山縣邦弘分科会長)のメンバーに作成を依頼した．完成した最終ドラフトについて，2019 年 12 月から指定査読者および指定学会・団体に査読を依頼し，同時に広くパブリックコメントを求めた．これらの査読意見に基づき，原稿を再修正し最終原稿とした．なお，日本腎臓学会のホームページ上で構造化抄録，および SR で用いたリスクバイアステーブル，エビデンスプロファイルなどの各資料を閲覧することができる．

5. 改訂版における主な変更点

今回の主な改訂ポイントをまとめると以下のとおりである．

- クリニカルクエスチョンはエビデンスのある 4 つに限定し，より詳細なシステマティックレビューを行った．CQ に取り上げなかった臨床

的課題はテキスト部分で解説した.

- 対象疾患を, RPGN を呈する ANCA 関連腎炎と抗 GBM 抗体型腎炎の 2 疾患に限定した.
- 新しいエビデンスを加え, その部分の記述を改めた. また, テキスト部分の統計データを最新のものに変更した.
- 推奨クレードを GRADE 準拠のものに改めた.
- 全般的に用語, 形式の統一を行い, できるだけ簡潔な表現になるよう努めた.
- ANCA 陰性で発症, 再発する壊死性半月体形成性腎炎もあることから, 前版に引き続き, 両者をまとめて「ANCA 関連 RPGN」と呼ぶこととした.
- 血管炎の名称については, 血管炎分類・名称が Chapel Hill 分類 2012 の改訂により変更され, 2016 年にその日本語訳が確定したため, 基本的にそれらの名称に従った(下記のとおり). ただし, 過去の引用文献や診断基準で用いられている用語については原則として変更せず原文のままとした.
- 推奨に一致させるようアルゴリズムを全面的に改変した.
- 医療経済的な記述(医療コストの項目)を補足として追加した.

6. 本ガイドラインの構成

本書は, Ⅰ 疾患概念・定義, Ⅱ 診断・評価, Ⅲ 疫学・予後, Ⅳ 治療, Ⅴ 付録(医療費コスト)から構成される. このうち, Ⅰ～Ⅳ章はテキスト形式で記載した. Ⅳ章については, エビデンスの存在する計 4 個の CQ を設定し, それぞれに対する回答をステートメントの形で推奨グレードとともに記載した. アルゴリズムでは, 診断, 治療の流れ図とそれぞれの CQ の位置が一目でわかるようにした. なお, CQ に関する構造化抄録と SR で用いた資料は日本腎臓学会のホームページ上に掲載されている.

7. エビデンスレベルの評価と, それに基づくステートメントの推奨グレードのつけ方

推奨決定においては, 益と害のバランス, 保険適用やコスト, 実地臨床上のエビデンス・プラクティスギャップなども考慮して総合的に判断し, 最終的には, WG 全員と非専門医師, 患者代表 2 名が参加

する会議メンバー全員の合意のすえ決定した.

各推奨には, Minds 診療ガイドライン作成マニュアル 2017 に準じて, 推奨の強さと推奨が依拠するエビデンスの確実性(エビデンスレベル)を付与した.

推奨の強さは, 以下の 2 段階で付与した.

「1」: 強く推奨する(推奨する)

(推奨した診断法・治療によって得られる利益が, それによって生じうる害を明らかに上回る(あるいは下回る)と考えられる)

「2」: 弱く推奨する(提案する)

(推奨した診断法・治療によって得られる利益の大きさは不確実である, または, それによって生じうる害と拮抗していると考えられる)

また, エビデンスのレベルは以下の 4 段階とした.

A(強): 効果の推定値に強く確信がある

B(中): 効果の推定値に中等度の確信がある

C(弱): 効果の推定値に対する確信は限定的である

D(とても弱い): 効果の推定値がほとんど確信できない

8. RPGN 診療ガイドライン作成上の問題点

RPGN を呈する各腎疾患に関するわが国からのエビデンスはまだ十分ではなく, 主に欧米のエビデンスに基づいた推奨がそのままわが国にあてはまるかどうかは慎重な判断を要する. また, 欧米の RPGN の臨床研究においても大規模なものはごく少数でありエビデンスの質には限界がある. これらの点を考慮し, 本ガイドライン作成にあたっては, 他のガイドラインやわが国の日常臨床と大きく乖離しないように配慮した. なお, 本ガイドラインには医療経済学的観点からの記載も加えられているが, 十分な検証は行われていない.

9. 資金源と利益相反

本ガイドラインの作成のための資金は厚生労働科学研究費補助金難治性疾患克服研究事業「進行性腎障害に関する調査研究(代表 成田一衛)」班(平成 29 年～令和元年度)が負担した. 主に会合のための交通費, 会場費等に使用された. 本ガイドラインの作成委員には報酬は支払われていない. 作成に関わったメンバー全員(査読委員も含む)からは利益相反申

告書を提出してもらい，日本腎臓学会のホームページで公開している．利益相反の存在がガイドラインの内容へ影響を及ぼすことがないように，複数の査読委員や関連学会から意見をいただいた．さらに，ドラフトを公開しそのパブリックコメントを参考にして推敲を進めた．

10. 今後の予定

本ガイドラインを日本腎臓学会和文誌に掲載し，同時に書籍として刊行する．また，ホームページでも公開する．今後はこのガイドラインとその治療方針がどの程度周知され，遵守されているかの検証が必要である．さらに，本ガイドライン作成過程で明らかになったいくつかのリサーチクエスチョンを抽出・整理し，わが国における新たな臨床研究（特に前向き介入研究）ないし基礎研究につなげていくこと

を目指す．リツキシマブのほか新規治療に関して今後エビデンスが集積し，推奨度も変化すると思われ，新たなエビデンスに注視するとともに，次回の改訂でこれらを反映していく．同時に，RPGN 全体のエビデンス集積も継続して行い，数年後の改訂を目指して活動していく予定である．今回は，医療経済的な記述は医療費コストの提示にとどまったため，次回の改訂では，これを患者の視点で推奨作成により反映するとともに，本ガイドラインで実現できなかった患者と非専門家の参加をガイドライン作成の初期段階から行うことが望まれる．また，将来的には小児発症や妊娠中の ANCA 関連腎炎に関する記載も検討する．患者向けガイドの作成も考慮する必要がある．

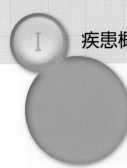

病因・病態生理

要約

　RPGN(rapidly progressive glomerulonephritis)は,「急性あるいは潜在性に発症する血尿,蛋白尿,貧血と急速に進行する腎不全をきたす症候群」(WHO)または「腎炎を示す尿所見を伴い数週から数カ月の経過で急速に腎不全が進行する症候群」(厚生労働省)と定義される.腎炎を示す尿所見(腎炎性尿所見)とは,糸球体性血尿(多くは顕微鏡的血尿,ときに肉眼的血尿もみられる),蛋白尿,赤血球円柱,顆粒円柱を指す.無治療であれば多くが末期腎不全に至る.

　RPGN は臨床症候群であり,最も頻度の高い腎病理組織学的診断名は壊死性半月体形成性糸球体腎炎である.壊死性半月体形成性糸球体腎炎は,糸球体の蛍光抗体法による免疫グロブリン沈着様式により,①線状型,②顆粒状型,③沈着がないかごく軽度である微量免疫(pauci-immune)型の 3 つに分けられる.線状型は抗糸球体基底膜(glomerular basement membrane:GBM)抗体型腎炎が原因となる.顆粒状型は,全身性エリテマトーデス(SLE)や IgA 血管炎(旧称 Henoch-Schönlein 紫斑病)などで認められる.

　免疫複合体の形成様式は,①循環免疫複合体(circulating immune complex)と②局所で免疫複合体を形成する in situ 免疫複合体に大別され,顆粒状型には循環免疫複合体形成が関与している.抗 GBM 抗体型糸球体腎炎は,2012 年改訂 Chapel Hill Consensus Conference(CHCC)分類では,in situ 免疫複合体形成により発症するため,免疫複合体型糸球体腎炎に分類されている.微量免疫型は抗好中球細胞質抗体(anti-neutrophil cytoplasmic antibody:ANCA)関連腎炎で認められる.ANCA 関連腎炎とは,ANCA 関連血管炎にみられる腎炎を指す.わが国では,欧米と異なり myeloperoxidase(MPO)に対する抗体(MPO-ANCA)陽性例が,proteinase 3(PR3)に対する抗体(PR3-ANCA)陽性例に比べて 10 倍以上頻度が高い.

1) RPGN の定義

定義

　RPGN は世界保健機関(WHO)により「急性あるいは潜在性に発症する血尿,蛋白尿,貧血と急速に進行する腎不全をきたす症候群」と定義される.わが国では,厚生労働省(旧)進行性腎障害調査研究班と日本腎臓学会が,「腎炎を示す尿所見を伴い数週から数カ月の経過で急速に腎不全が進行する症候群」と定義している[1).ここで,急速な進行は,eGFR が3 カ月以内に 30% 以上低下するのが目安となる.腎炎を示す尿所見(腎炎性尿所見)とは,糸球体性血尿(多くは顕微鏡的血尿,ときに肉眼的血尿もみられる),蛋白尿,および尿中に赤血球円柱,顆粒円柱を認める場合を指す.

　RPGN は無治療であれば多くが末期腎不全に至る予後不良の疾患群である.

表 1　RPGN をきたす主な原疾患

Ⅰ．一次性	Ⅱ．二次性
1. 半月体形成性糸球体腎炎 　　抗 GBM 抗体型半月体形成性糸球体腎炎 　　免疫複合体型半月体形成性糸球体腎炎 　　Pauci-immune 型半月体形成性糸球体腎炎 2. 半月体形成を伴う糸球体腎炎 　　IgA 腎症 　　膜性増殖性糸球体腎炎 　　膜性腎炎 　　非 IgA 型メサンギウム増殖性糸球体腎炎 　　その他の一次性糸球体腎炎 3. 急性間質性腎炎	1. 全身性疾患 　　顕微鏡的多発血管炎（MPA） 　　多発血管炎性肉芽腫症（GPA） 　　　（Wegener 肉芽腫症）　　　　　　　　　ANCA 関連血管炎 　　好酸球性多発血管炎性肉芽腫症（EGPA） 　　　（Churg-Strauss 症候群） 　　抗糸球体基底膜抗体病（抗 GBM 病）（Goodpasture 症候群） 　　全身性エリテマトーデス（SLE） 　　IgA 血管炎（Henoch-Schönlein 紫斑病） 　　クリオグロブリン血症 　　その他の壊死性血管炎 　　悪性高血圧 　　血栓性微小血管症 　　関節リウマチ 　　悪性腫瘍 　　溶血性尿毒症症候群（hemolytic uremic syndrome：HUS） 　　コレステロール塞栓症 2. 感染症 　　溶連菌感染後糸球体腎炎 　　MRSA 感染関連糸球体腎炎 　　感染性心内膜炎，シャント腎炎 　　C 型肝炎ウイルス 　　その他の感染症 3. 薬剤性

2）RPGN をきたす疾患の種類

　RPGN は臨床症候群であり，**表 1，2** に示すようにさまざまな疾患が含まれる．RPGN の原疾患は大きく，腎のみを障害し RPGN をきたす疾患（一次性 RPGN）と全身性疾患や感染症などに伴って腎を障害し RPGN をきたす疾患（二次性 RPGN）の 2 つに分けられる．一次性 RPGN には，ANCA 関連糸球体腎炎，抗糸球体基底膜（glomerular basement membrane：GBM）抗体型糸球体腎炎などの半月体形成性糸球体腎炎，IgA 腎症，膜性増殖性糸球体腎炎などの半月体を伴う糸球体腎炎や急性間質性腎炎などがある（**表 1**）．二次性 RPGN には，顕微鏡的多発血管炎などの全身性血管炎，全身性エリテマトーデス（systematic lupus erythematosus：SLE）などの膠原病，そのほか悪性高血圧，一部の薬剤性腎障害，溶血性尿毒症症候群（hemolytic uremic syndrome：HUS）を中心とする血栓性微小血管症（thrombotic microangiopathy：TMA），コレステロール塞栓症や感染症に伴う腎炎などがある．

　RPGN を呈する最も頻度の高い腎病理組織学的診断は壊死性半月体形成性糸球体腎炎である[2]．半月体形成性腎炎とは，観察糸球体のうち 50％以上糸球体に半月体を呈する腎炎と定義される．しかし，半月体形成率の少ない壊死性糸球体腎炎でも RPGN を生ずる場合や，管内増殖性腎炎の重症例（溶連菌感染後糸球体腎炎の一部など），さらに，尿細管間質性腎炎（tubulointerstitial nephritis：TIN）などの非糸球体疾患でも血尿などの尿所見を呈して RPGN 様の臨床所見を呈する場合がある．

3）半月体形成性腎炎の病型分類

　半月体形成性糸球体腎炎は，腎生検の蛍光抗体法による免疫グロブリンの沈着様式により，①線状型，②顆粒状型，③沈着がないかごく軽度の微量免疫型（pauci-immune）の 3 つの病型に分けられる[3]（**図 1**）．3 つの病型のなかでは③の pauci-immune 型が最も高頻度である[1,4]．大部分は ANCA が陽性の ANCA 関連腎炎であり，ANCA 関連血管炎

表2　わが国の急速進行性腎炎症候群の臨床病型の推移

	1998 年以前 （A 期）		1999〜2001 年 （B 期）		2002 年以降 （C 期）		全体	
	症例数	%	症例数	%	症例数	%	症例数	%
一次性								
半月体形成性糸球体腎炎								
抗 GBM 抗体型半月体形成性糸球体腎炎	39	4.4	20	6.2	22	3.9	81	4.6
免疫複合体型半月体形成性糸球体腎炎	26	2.9	3	0.9	6	1.1	35	2.0
Pauci-immune 型半月体形成性糸球体腎炎	345	39.0	151	47.0	249	43.9	745	42.0
混合型半月体形成性糸球体腎炎	19	2.1	5	1.6	7	1.2	31	1.7
分類不能な一次性半月体形成性糸球体腎炎	14	1.6	2	0.6	12	2.1	28	1.6
半月体形成を伴う糸球体腎炎								
膜性増殖性糸球体腎炎	9	1.0	2	0.6	4	0.7	15	0.8
膜性腎症	2	0.2	2	0.6	1	0.2	5	0.3
IgA 腎症	25	2.8	9	2.8	9	1.6	43	2.4
非 IgA 型メサンギウム増殖性糸球体腎炎	4	0.5	2	0.6	2	0.4	8	0.5
その他の一次性糸球体腎炎	2	0.2	0	0.0	1	0.2	3	0.2
全身性								
Goodpasture 症候群	14	1.6	5	1.6	8	1.4	27	1.5
全身性エリテマトーデス	50	5.7	5	1.6	11	1.9	66	3.7
Wegener 肉芽腫症	23	2.6	9	2.8	14	2.5	46	2.6
顕微鏡的多発血管炎	157	17.8	58	18.1	129	22.8	344	19.4
その他の壊死性血管炎	6	0.7	5	1.6	4	0.7	15	0.8
紫斑病性腎炎	18	2.0	5	1.6	13	2.3	36	2.0
クリオグロブリン血症	5	0.6	3	0.9	4	0.7	12	0.7
関節リウマチ	18	2.0	2	0.6	4	0.7	24	1.4
悪性腫瘍	2	0.2	1	0.3	0	0.0	3	0.2
その他の全身性疾患	22	2.5	9	2.8	9	1.6	40	2.3
感染症								
溶連菌感染後糸球体腎炎	8	0.9	2	0.6	0	0.0	10	0.6
感染性心内膜炎，シャント腎炎	1	0.1	2	0.6	3	0.5	6	0.3
C 型肝炎ウイルス	1	0.1	1	0.3	0	0.0	2	0.1
その他	13	1.5	2	0.6	5	0.9	20	1.1
薬剤性	7	0.8	1	0.3	2	0.4	10	0.6
その他	7	0.8	1	0.3	9	1.6	17	1.0
不明	47	5.3	14	4.4	39	6.9	100	5.6
全体	884	100	321	100	567	100	1,772	100

GBM : glomerular basement membrane　　　　　　　　　　　　　　（文献 1）より引用）

（ANCA-associated vasculitis：AAV）の腎病変として現れることが多い．①の線状型は抗 GBM 抗体型腎炎で認められ，抗 GBM 抗体により糸球体基底膜全体で免疫複合体が形成（局所産生免疫複合体形成 *in situ* immune complex formation）されることより生ずる．②の顆粒状型は SLE や IgA 血管炎，クリオグロブリン血症など循環免疫複合体（circulating immune complex）が関与する腎炎で認められる．活動性の亢進した IgA 腎症，膜性増殖性糸球体腎炎，膜性腎症，IgA 血管炎，ループス腎炎，クリオグロブリン血症，溶連菌感染後糸球体腎炎などが含まれる．

4）ANCA 関連腎炎（定義，病理，病因・病態）

1. 定義

　ANCA 関連腎炎とは，ANCA 関連血管炎にみられる腎炎を指す[5]．腎臓に限局する場合は，腎臓限局型（renal-limited AAV）と呼ばれる．ANCA は間接蛍光抗体所見により perinuclear pattern（核周囲型：P-ANCA）と cytoplasmic pattern（細胞質型：C-

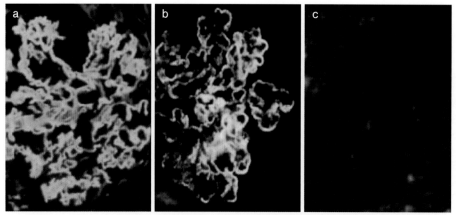

図1　蛍光抗体法による壊死性糸球体腎炎の分類（抗 IgG 抗体による糸球体染色パターン）
a：線状型（Linear pattern）　b：顆粒状型（Granular pattern）　c：微量免疫型（Pauci-immune）
（有村義宏：糸球体疾患―壊死性糸球体腎炎，日本臨牀別冊腎臓症候群（上），pp65-69：2012）

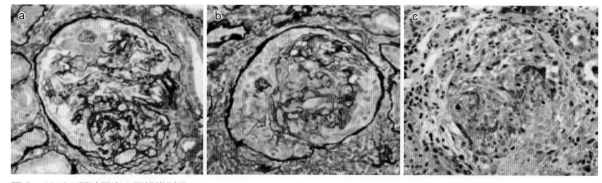

図2　ANCA 関連腎炎の腎組織所見
a：巣状・分節性壊死性糸球体腎炎：糸球体毛細血管壁の一部が断裂し，軽度の管外増殖（半月体）を認める（PASM-HE 染色）.
b：壊死性半月体形成性糸球体腎炎：糸球体毛細血管壁があちこちで断裂し，全周性に半月体が形成されている（PASM-HE 染色）.
c：壊死性半月体形成性糸球体腎炎：係蹄壁の壊死によりフィブリンが析出（赤色）している（Masson-野口染色）.

ANCA）に分けられ，わが国では前者が 90％以上を占める[1,2,6]．P-ANCA の対応抗原は主に myeloper-oxidase（MPO），C-ANCA の対応抗原は proteinase 3（PR3）である．わが国では欧米と異なり，MPO-ANCA 陽性血管炎が PR3-ANCA 陽性血管炎に比べて圧倒的に多い．MPO-ANCA は顕微鏡的多発血管炎（microscopic polyangiitis：MPA）の大部分，好酸球性多発血管炎性肉芽腫症（eosinophilic granulomatosis with polyangiitis：EGPA）の約半数に陽性である[1,6]．一方，PR3-ANCA 陽性の血管炎のほとんどは多発血管炎性肉芽腫症（granulomatosis with polyangiitis：GPA）であるが，一方，わが国の GPA の 30～60％は MPO-ANCA 陽性である[1,6]．

2. 病理

　ANCA 関連腎炎の典型的な腎病理組織所見は，壊死性半月体形成性糸球体腎炎である．病変が軽度であれば，巣状・分節性壊死性の糸球体腎炎を呈するが，病変が高度になるとほとんどの糸球体で，糸球体係蹄壁が断裂し，ボウマン腔に細胞や線維成分の増加を認める壊死性半月体形成性糸球体腎炎となる（図2）．細胞性や線維細胞性の半月体は慢性化すると線維性半月体となり，ついには糸球体は硬化に陥る．ANCA 関連腎炎は，蛍光抗体法（免疫グロブリン染色）による糸球体染色パターンでは，pauci-immune 型に属する．なお，少数ながら ANCA 陰性の pauci-immune 型半月体形成性糸球体腎炎もある[7]．

3. 病因・病態

いまだ不明な点も多いが，ANCA による好中球過剰活性化説が有力である[8]．すなわち，HLA-DR9 などの遺伝因子を基盤に[9]，感染症，薬剤，シリカなどの環境因子が加わり好中球細胞質内の自己蛋白である MPO や PR3 が抗原性を獲得し，ANCA が産生される．次に，感染症などで産生された TNF-α や IL-8 などのサイトカインにより好中球が活性化され ANCA の対応抗原が細胞表面に表出される．血中の ANCA がこの表出された抗原に結合し，より好中球が活性化される．近年，好中球の活性化に補体系（C5a 受容体）が深く関与していることが判明し[10]，治療ターゲットの候補にもなっている．活性化された好中球は糸球体局所に浸潤し，血管内皮細胞に接着後，活性酸素や好中球細胞外トラップ（neutrophil extracellular traps：NETs）という MPO や種々の蛋白分解酵素を含むクロマチン線維網を発射し，毛細血管炎が惹起される[11~13]．こうして基底膜が破綻し，壊死性の管外増殖性糸球体腎炎を生じると推測される．最近は ANCA の産生にも NETs の関与が想定されている[12]．

5）抗 GBM 抗体型糸球体腎炎

1. 定義

抗 GBM 抗体型糸球体腎炎とは，組織学的に壊死性半月体形成性糸球体腎炎を呈し，蛍光抗体法で係蹄壁に IgG の線状沈着（linear pattern）を認め，血清学的に抗 GBM 抗体が陽性となる腎炎である．肺胞出血を伴う場合と伴わない場合があり，遅れて肺出血がみられることもある．2012 年に改訂された Chapel Hill Consensus Conference（CHCC）分類では，抗 GBM 抗体陽性の血管炎を抗 GBM 病（anti-GBM disease）とし，肺と腎のどちらかあるいは両者がみられる病態を含むとしている[5]．腎と肺の双方を障害する病型は Goodpasture 症候群と呼ばれる．抗 GBM 病は，基底膜局所で in situ 免疫複合体が形成されて発症する病変であるため，この CHCC 分類では免疫複合体型小型血管炎に分類されている．

2. 病因・病態

抗 GBM 抗体は IV 型コラーゲン α3 鎖の C 末端に存在する NC1 ドメインの N 末端側 17—31 位のアミノ酸残基（エピトープ A：EA）と C 末端側 127—141 位のアミノ酸残基（エピトープ B：EB）を抗原エピトープとして認識している[14]．このうち，EB エピトープを認識する抗体が腎障害の重症化とより関連するらしい[15]．IgG サブクラスでは，IgG1 と IgG3 が重症例に多いとの報告もある[16]．α5 鎖の NC1 ドメイン EA 領域も抗原となりうる[14]．通常の状態においては，これらの抗原エピトープは IV 型コラーゲン α345 鎖で構成された 6 量体中に存在し，基底膜内に埋没している（hidden antigen）．抗 GBM 抗体型 RPGN では，感染症（インフルエンザなど），吸入毒性物質（有機溶媒，四塩化炭素など），喫煙などにより肺・腎の基底膜の障害が生じ，α345 鎖の 6 量体が解離する[14]ことで，α3 鎖，α5 鎖の抗原エピトープが露出し，これに反応する抗 GBM 抗体が産生される．抗 GBM 抗体の基底膜への結合を足がかりに，好中球，リンパ球，単球・マクロファージなどの炎症細胞が組織局所に浸潤し，さらにそれらが産生するサイトカイン，活性酸素や蛋白融解酵素，そして補体，凝固系なども関与し，基底膜の断裂が起こる．腎糸球体においては，断裂した毛細管係蹄壁から毛細血管内に存在するフィブリンや炎症性細胞などがボウマン嚢腔へ漏出するとともに，炎症細胞から放出されるサイトカインなどのメディエーターによってボウマン嚢上皮細胞の増殖，すなわち細胞性半月体形成が起こる．

以前より抗 GBM 抗体と ANCA の両者陽性の症例の存在が知られており，抗 GBM 抗体型糸球体腎炎の約 30％で ANCA 陽性（特に MPO-ANCA が多い）となり，ANCA 陽性患者の約 5％で抗 GBM 抗体が陽性と報告されている[17]．抗 GBM 抗体型糸球体腎炎症例の多くでは，発症の 1 年以上前から低レベルの ANCA が陽性となっているとの報告[18]がある．ANCA により GBM 障害が生じ，抗原エピトープが露出する可能性が推測されている．また，最近，MPO と類似構造をもつ peroxidasin に対する抗体が抗 GBM 病の患者から発見され，病態における意義が注目されている[19]．

6) RPGN と CKD の関係

CKD は，①尿異常，画像診断，血液，病理で腎障害の存在が明らか，特に 0.15 g/gCr 以上の蛋白尿(30 mg/gCr 以上のアルブミン尿)の存在が重要．②GFR<60 mL/分/1.73 m^2，①②のいずれか，または両方が 3 カ月以上持続すると定義される概念である．RPGN と慢性腎臓病(chronic kidney disease：CKD)との関連性については以下の点に留意する．

1) CKD の経過中に RPGN がみられることがある：
CKD の原疾患である慢性糸球体腎炎(IgA 腎症など)により RPGN を示すことがあるほか，CKD の経過中，新たに ANCA 関連腎炎などの RPGN を合併することもありうる．したがって，CKD 患者において，腎機能と腎炎所見の悪化を認める場合は，腎炎の増悪だけでなく RPGN をきたす疾患の合併も念頭に置く必要がある．画像上の腎臓サイズの縮小は CKD の存在を示唆するが，RPGN 合併を否定するものではない．

2) RPGN が CKD に移行することがしばしばである：
RPGN の治療により，腎炎ないし原疾患が寛解となっても，その多くの症例において腎機能低下が残存し，CKD として診療される症例も多い．その際は CKD 診療ガイドラインに準じた多角的な保存療法を行うと同時に，薬剤の有害事象，RPGN ないし基礎疾患の再燃などに十分留意する．

3) 早期の RPGN と CKD の鑑別はときに難しい：
最近，偶然の検尿異常により RPGN が発見されるケースが増えている．腎炎性尿所見と腎機能低下を認めたとしても，一度の診療機会で CKD と RPGN を区別することは不可能である．一方，2 度の診療機会で血清クレアチニン濃度の変化(上昇)がわずかであっても，実際の腎機能悪化はみかけよりも大きいことがある点にも注意が必要である．特に，血清クレアチニン濃度が基準値上限前後のときは腎機能低下に気づきにくく，早期の RPGN を見逃しやすい．また，腎機能低下の比較的緩徐な RPGN は血清クレアチニンの上昇率が軽度のため，CKD と区別しにくいこともある．

◆ 参考文献

1. 急速進行性糸球体腎炎診療指針作成合同委員会．日腎会誌 2011；53：509-55.
2. Koyama A, et al. Clin Exp Nephrol 2009；13：633-50.
3. Churg J, et al. Classification of glomerular disease. In：Churg J, et al(eds). Renal disease. Classification and atlas of glomerular diseases. 2nd ed, Igaku-Shoin：New York, Tokyo, 1995, p11.
4. Couser WG. Am J Kidney Dis 1988；11：449-64.
5. Jennette JC, et al. Arthritis Rheum 2013；65：1-11.
6. Sada K, et al. Mod Rheumatol 2016；26：730-7.
7. Chen M, et al. J Am Soc Nephrol 2007；18：599-605.
8. Jannette JC, et al. Clin J Am Soc Nephrol 2017；12：1680-91.
9. Kawasaki A, et al. PLoS ONE 2016.
10. Xiao H, et al. J Am Soc Nephrol 2014；25：225-31.
11. Kessenbrock K, et al. Nat Med 2009；15：623-5.
12. Nakazawa D, et al. Nature Rev Rheumatol 2017；15：91-101.
13. Kraaji T, et al. Kidney Int 2018；94：139-49.
14. Pedchenko V, et al. N Engl J Med 2010；363：343-54.
15. Chen JL, et al. Clin J Am Soc Nephrol 2013；8：51-8.
16. Zhao J, et al. Hum Immunol 2009；70：425-9.
17. Levy JB, et al. Kidney Int 2004；66：1535-40.
18. Olson SW et al. J Am Soc Nephrol 2011；22：1946-52.
19. McCall AS, et al. J Am Soc Nephrol 2018；29：2619-25.

症状・検査・診断基準・重症度分類

要 約

　全身倦怠感や微熱，食欲不振，風邪症状，さらに短期間の体重減少を認めることがある．顕微鏡的血尿，ときに肉眼的血尿も認められる．糸球体型赤血球やさまざまな細胞性円柱を伴う．蛋白尿は陽性だが，ネフローゼ症候群レベルの蛋白尿による全身浮腫は稀である．最近，住民健診などによる検尿異常での発見例も増加している．RPGN の原因疾患が全身性疾患〔血管炎，全身性エリテマトーデス（SLE）など〕のときは，原疾患による上気道，肺（肺出血，間質性肺炎），皮膚（紫斑，紅斑），消化器（下血，腹痛），神経など多彩な腎外症状を認める．血液検査では血清クレアチニンの上昇，eGFR の低下を認め，しばしば抗菌薬抵抗性の CRP，赤沈上昇を認める．また，急速に進行する貧血，白血球（好中球優位）増多，血管炎症例では血小板増多を認める．補体値は血管炎ではしばしば上昇傾向を示し，SLE では低下する．RPGN の原因疾患同定に必要な疾患特異的自己抗体として，抗 GBM 抗体，抗好中球細胞質抗体（ANCA），抗二重鎖 DNA（dsDNA）抗体がある．画像検査で腎萎縮は比較的稀で，腎組織所見では，壊死性半月体形成性糸球体腎炎を示すことが多い．

　RPGN 診断基準には，専門医への紹介を促すことを目的とした「RPGN の早期発見のための診療指針」と，専門医のための「RPGN の確定診断指針」がある．

1）症状

　RPGN は臨床症候群であり，前項で示した定義を満たす多彩な疾患を原因とする病態である．RPGN に特異的な症状はないが，臨床現場では原因として頻度の高い全身血管炎や SLE の症状を訴えてくることが多い．これらを踏まえて固定観念にとらわれることなく，尿所見異常と腎機能低下の進行がある場合は RPGN の可能性も念頭に置き，専門医への紹介や確定診断のための検査に進むべきである．**表1**[1]はわが国で 1996〜2006 年度までにアンケート調査された RPGN 1,772 症例の初発症状を前駆症状，腎症状・尿所見，腎外症状に分けた頻度の推移の報告である．

1. 前駆症状の特徴

　RPGN 患者は上気道炎などの感冒様症状や感染症様症状のような漠然とした全身倦怠感や微熱，食欲不振などを訴えて一般医家を訪れることがある．これらに伴って短期間に進む体重減少がかなりの頻度で認められ，問診で必ず聞き取りをするべきである．これらの初発症状から感染症や感冒などが疑われ，抗菌薬を投与されることが多いが，ほとんどが微熱をはじめとする炎症症状の改善を得られないか，一定の改善があっても再増悪し，この時点で単なる感染症ではないことに気づかれることが多い．これらの前駆症状を認める場合，当初から RPGN の可能性も疑って，尿検査や血清 Cr の推移を数週以内にチェックする．一方，感染症による RPGN では稀に抗菌薬のみで改善が認められる場合もある．

表1 急速進行性腎炎症候群における初発症状の変化

	1998年以前(A期)	1999〜2001年(B期)	2002年以降(C期)
前駆症状			
倦怠感	45.2	66.7	73.6
発熱	42.9	50.8	51.2
食欲不振	34.0	54.2	60.2
上気道症状	25.1	31.2	33.5
関節痛	16.5	18.7	18.7
悪心	15.5	24.9	29.0
体重減少	14.2	25.5	33.5
腎症状・尿所見			
浮腫	34.0	47.0	51.2
チャンス尿異常	23.4	45.5	60.7
肉眼的血尿	12.2	16.5	14.1
乏尿	9.5	15.9	16.4
ネフローゼ症候群	7.5	14.6	17.8
急性腎炎	5.9	16.8	18.5
尿毒症症状	5.3	17.8	15.8
腎外症状			
肺野陰影	22.0	33.0	42.4
関節炎	16.3	14.3	12.7
間質性肺炎	14.6	20.2	24.5
肺胞出血	10.4	10.9	10.4
紫斑	9.2	9.7	11.6
下血	7.8	6.2	4.0
末梢神経障害	6.6	10.9	11.1
中枢神経障害	5.8	2.5	4.6
心臓疾患	5.1	10.6	10.4
紅斑	1.5	1.9	4.6

単位:%

(文献1)より引用)

2. 腎症状・尿症状

腎炎を示す尿所見とは糸球体性血尿(多くは顕微鏡的血尿,ときに肉眼的血尿もみられる),蛋白尿,赤血球円柱,顆粒円柱などを示す.腎機能低下の比較的速い症例では乏尿や浮腫はしばしば認められ,ネフローゼ症候群レベルの蛋白尿による全身浮腫も稀にある.一般医家での発見は,上記の非特異的症状が持続する際に尿検査が施行されることによる.一方,**表2**[1]にもあるように近年特に目立つのは,住民健診などによる自覚症状のない検尿異常がきっかけで発見される症例が増えている事実である.健診受診者では経年的なデータを有していることが多く,過去になかった血尿や蛋白尿,円柱尿などが認められた場合,自覚症状は希薄でも再検査を勧めることが重要である.

3. 腎外症状

腎以外の臓器の症状は特に肺症状が多い.上記の非特異的症状に加えて,胸部X線による肺病変の存在がしばしば認められ,間質性肺炎や肺胞出血などがみられる.血痰の訴えもときにあり,これらからRPGNの合併を疑って検査され,呼吸器領域で発見されることも多い.「肺腎症候群」とは,狭義の意味では抗GBM病におけるびまん性肺胞出血とRPGN合併症例を指す言葉であるが,RPGNと肺症状の合併全体に広く用いられることもあり,特にわが国ではANCA関連血管炎である顕微鏡的多発血管炎(MPA)と間質性肺炎の合併が多い.肺以外では,血管炎症例にみられる出血症状として下血,脳出血,紫斑などの頻度が高い.神経症状もしばしば認められ,比較的急速に進行する手足の痺れ,筋力低下,歩行不全などの訴えがある.さらに突発性難聴や味覚異常は高頻度に認められ,後者から食欲不振につながることもある.また,二次性のRPGNの場合は,自己免疫疾患を含む全身炎症疾患に伴う関節炎症状,皮疹などが認められる.一方,欧米では多い多発血管炎性肉芽腫症(granulomatosis with polyangiitis:GPA)に伴う鼻出血,中耳炎などの耳鼻科症状は,本疾患がわが国では比較的稀であることから,RPGNの初発症状としての頻度は少ない.

表 2　急速進行性腎炎症候群における初診時検査所見

	血清クレアチニン (mg/dL)		尿蛋白量 (g/日)		赤沈 (mm/時間)		血清 CRP (mg/dL)		血色素 (g/dL)	
	平均値	標準偏差	平均値	標準偏差	平均値	標準偏差	平均値	標準偏差	平均値	標準偏差
一次性										
抗 GBM 抗体型急速進行性腎炎症候群										
1998 年以前	6.7	4.2	2.3	2.8	102	42.0	8.6	8.8	9.5	1.9
1999〜2001 年	7.6	7.6	3.5	2.8	102	32.3	9.6	9.3	9.2	1.9
2002 年以降	4.8	3.4	1.3	0.7	96	43.6	10.3	8.3	9.6	2.1
免疫複合体型半月体形成性糸球体腎炎										
1998 年以前	4.8	3.4	1.5	1.1	91	50.0	3.8	3.7	9.4	2.2
1999〜2001 年	3.1	0.3	3.4	2.8	53	0.0	1.6	1.5	9.6	1.8
2002 年以降	1.9	1.2	4.0	3.2	126	0.5	3.8	4.6	11.3	2.2
Pauci-immune 型半月体形成性糸球体腎炎										
1998 年以前	4.7	3.5	1.9	1.9	87	42.3	5.1	5.6	9.4	2.2
1999〜2001 年	3.6	2.7	2.4	2.8	94	39.1	5.1	5.0	9.4	2.2
2002 年以降	3.7	2.8	2.0	1.7	100	37.0	5.3	5.2	9.5	2.0
その他の一次性半月体形成性糸球体腎炎										
1998 年以前	6.3	3.0	4.7	1.3	76	24.1	2.4	2.1	9.8	0.7
1999〜2001 年	4.8	4.6	3.9	3.7	81	42.0	3.6	5.2	10.4	2.7
2002 年以降	4.1	3.4	3.7	3.1	91	21.7	4.3	7.3	9.9	2.7
全身性										
Goodpasture 症候群										
1998 年以前	7.0	4.6	3.7	2.6	89	41.1	8.6	8.1	8.8	2.0
1999〜2001 年	9.5	4.1	1.0	0.0	119	2.6	25.1	11.4	9.4	1.9
2002 年以降	6.4	2.9	2.4	1.6	115	9.6	16.8	7.2	10.3	1.3
全身性エリテマトーデス										
1998 年以前	2.4	1.8	5.3	3.9	77	44.8	2.5	5.9	9.0	2.0
1999〜2001 年	3.1	1.6	4.8	3.0	59	29.3	1.2	0.8	9.6	0.9
2002 年以降	1.9	1.5	1.6	1.4	103	38.4	1.9	2.2	9.5	2.3
Wegener 肉芽腫症										
1998 年以前	4.5	5.3	0.9	0.4	93	38.5	10.3	9.7	9.8	1.6
1999〜2001 年	4.1	4.2	0.8	0.8	121	18.8	10.6	4.9	9.3	2.6
2002 年以降	3.0	2.6	1.2	0.8	81	36.2	7.4	6.2	10.1	2.0
顕微鏡的多発血管炎										
1998 年以前	4.5	3.2	1.6	2.8	100	40.5	9.5	7.8	9.0	1.9
1999〜2001 年	3.4	2.7	1.6	4.0	103	28.1	9.2	6.1	8.9	1.9
2002 年以降	3.3	2.4	1.4	1.4	93	34.3	7.5	6.7	9.2	1.9
全体										
1998 年以前	4.4	3.5	2.2	2.7	88	43.2	6.3	7.0	9.4	2.1
1999〜2001 年	3.9	3.6	2.5	3.2	96	37.0	6.2	6.5	9.3	2.3
2002 年以降	3.6	2.8	2.0	2.0	94	37.4	6.2	6.4	9.6	2.1

GBM : glomerular basement membrane

（文献 1）より引用）

2）検査所見の特徴

1．検尿異常

　血尿は RPGN で高頻度にみられ，糸球体型赤血球のみならず，白血球やこれを含むさまざまな細胞性円柱を伴うことが多い．ときに変形を伴わない血尿が肉眼的にもみられるが，この場合は糸球体毛細血管の破綻よりもサイズの大きな血管炎による出血を

考慮すべきである．蛋白尿はほぼ陽性となり頻度の高い ANCA 関連腎炎に伴う蛋白尿はネフローゼ症候群を呈することは稀であるが，免疫複合体型腎炎ではときに大量の蛋白尿を認める．

2. 血清 Cr の上昇

RPGN の定義には，急速に進行する血清 Cr の上昇が含まれる．初診時の血清 Cr 値はわが国のアンケートでは2002年以後平均3.6±2.8 mg/dLで，1998年以前の 4.4±3.1 mg/dL に比し低下傾向だが，依然として高値である．週当たりの上昇率は1998年までの症例では平均 0.535±1.005 mg/dL を示している[2]．原因疾患のなかでも，抗GBM病によるものが最も初診時の血清 Cr 値が高く，進行速度も速いのが特徴である．一方，免疫複合体型腎炎である SLE によるものは比較的低値で発見されており，これらの症例では前述した蛋白尿が多い傾向があり，また，浮腫症状で受診する率が高いと考えられる．定義上は RPGN とはいえない軽度の血清 Cr 上昇と尿所見異常により発見される症例もあり，このような場合はできる限り血清 Cr が高値に至る前に専門医へ紹介することが望まれる．腎機能の指標としては，近年血清 Cr 値から計算される eGFR の使用が一般的となっているため，今回の診療指針では eGFR の低下度を診断基準としている(診断基準の項参照)．

3. CRP と赤沈

全身炎症症状を反映して，RPGN ではしばしば CRP の高度な上昇があり，その上昇は抗菌薬などの感染症治療に抵抗性である．CRP 値と重症度には相関があり，重症度分類の１つの指標となっている．赤沈値も上昇し，慢性炎症の証拠として有用である．

4. 貧血と血球異常

急速に進行する貧血はしばしば認められる．腎機能低下に伴った腎性貧血に，全身炎症による消耗性貧血が加わり，必ずしも赤血球造血刺激因子製剤(ESA)に反応しない．ANCA 関連血管炎などでは白血球増多は必発で，特に好中球増多を示し，リンパ球はむしろ低下する．さらに血小板増多もしばしば認められる．一方，SLE では急性期に白血球(リンパ球)と血小板減少が認められることが診断基準にもなっており，ANCA 関連血管炎との鑑別点となる．

表3 多変量解析(COX 比例ハザードモデル，ステップワイズ法)による死亡，腎死に影響を与える因子

(Forward selection method, critical Fin=0.05/Fout=0.1)

(A) 死亡

予後因子	HR	(95% CI)	p
年齢(対照：59 歳以下)			
60～69 歳	2.284	(1.383-3.772)	0.001
70 歳以上	4.286	(2.649-6.936)	0.000
血清 CRP(対照：<2.6 mg/dL)			
2.6～10 mg/dL	0.776	(0.538-1.120)	0.176
>10 mg/dL	1.315	(0.886-1.951)	0.175
肺病変(対照：無)	2.169	(1.508-3.119)	0.000
血清 Cr(対照：<3 mg/dL)			
3～6 mg/dL	2.250	(1.474-3.434)	0.000
>6 mg/dL	2.492	(1.636-3.797)	0.000
初期副腎皮質ステロイド投与量 PSL 換算(対照：<0.6 mg/kg/日)			
0.6～0.8 mg/kg/日	1.555	(0.996-2.429)	0.052
0.8～1.0 mg/kg/日	1.645	(1.005-2.692)	0.048
>1.0 mg/kg/日	2.132	(1.269-3.506)	0.003

Other variables considered：性別，ANCA サブクラス，シクロホスファミド(CY)投与

(B) 腎死

予後因子	HR	(95% CI)	p
血清 Cr(対照：<3 mg/dL)			
3～6 mg/dL	2.811	(1.595-4.957)	0.000
>6 mg/dL	11.513	(6.827-19.416)	0.000
ANCA サブクラス(対照：PR3-ANCA 単独)			
MPO-ANCA, PR3-ANCA 両者陽性	2.891	(0.788-10.611)	0.110
MPO-ANCA 単独	2.224	(0.699-7.077)	0.176
ANCA＋抗 GBM 抗体	5.403	(1.474-19.806)	0.011
CY 投与(対照：非投与)			
CY	0.683	(0.474-0.986)	0.042

Other variables considered：年齢，性別，血清 CRP，肺病変，初期副腎皮質ステロイド投与量 PSL 換算

(文献 1)より引用)

5. 補体およびその他の特異な血清学的検査

一般的に血管炎に伴う RPGN では血清補体値の低下はなく，しばしば上昇を認める．SLE の急性期では減少するため，鑑別に有用である．さらに SLEなどの自己免疫疾患で高頻度に検出される抗核抗体は，血管炎では稀にしか認められない．一方，抗GBM 抗体は抗 GBM 病では必発で，抗好中球細胞質抗体(ANCA)は MPA および GPA で MPO-ANCA，

PR3-ANCA がほとんどの症例で陽性となるため，RPGN を疑った場合，必ず測定すべきである．

6. 血液・尿所見で予後を左右する因子

血清 Cr 値は 3.0 mg/dL 以下の症例に比べ，3～6 mg/dL，あるいはそれ以上の症例では死亡率および腎死のリスクが上昇する（**表 3**）[1]．ANCA 関連血管炎では，ANCA 単独陽性例に比し抗 GBM 抗体を伴う場合に腎予後が悪化することが知られており，抗 GBM 抗体値は糸球体傷害の活動性と関連すると考えられる．

a）腎画像所見

腹部超音波法による腎所見については，わが国の 1998 年までの症例のアンケート調査では，腎萎縮例は全体の 11％程度と少なく，87％は正常サイズまたはやや腫大であったと報告されている．したがって，腎機能低下を認めた場合，CKD か RPGN かの鑑別に，腹部超音波検査所見による腎萎縮の有無は有用と考えられる．

b）腎組織所見

RPGN では，その原因の確定診断と進行度，予後の見通しや治療による可逆性を判定するためには，できる限り腎生検の施行を試みるべきである．一方，しばしば腎機能低下が進行しており，高齢者が多いことから，出血などの合併症リスクも高いことに注意を払う必要がある．詳細については後述の腎生検の項を参照いただきたい．

◆ 引用文献

1. 厚生労働省特定疾患進行性腎障害に関する調査研究班. 日腎会誌 2011；53：509-55.
2. 急速進行性糸球体腎炎診療指針作成合同委員会. 日腎会誌 2002；44：55-82.

3）ANCA 測定（意義，測定法）

要 約

抗好中球細胞質抗体（ANCA）は，ANCA 関連血管炎（ANCA-associated vasculitis：AAV）において，診断に役立つ重要な自己抗体である．

ANCA の測定には，P-ANCA や C-ANCA として定性的な同定を行う間接蛍光抗体法（indirect immunofluorescence：IIF）と，MPO-ANCA や PR3-ANCA として抗原特異的な定量性が得られる酵素免疫測定法（enzyme immunoassay：EIA）がある．EIA には enzyme-linked immunosorbent assay（ELISA），蛍光酵素免疫測定法（fluorescence enzyme immunoassay：FEIA），化学発光酵素免疫測定法（chemiluminescent enzyme immunoassay：CLEIA）などによる ANCA 測定が体外診断薬として承認されている．

ANCA 測定法の違いは AAV の診断・活動性評価に影響する可能性が懸念されるため，測定時期/施設間により測定方法が異なる場合には，絶対値での比較ができないことを念頭に置いて，測定結果を慎重に判断する必要がある．

AAV 診断のための ANCA 測定については，2017 年の新しい国際合意において，AAV が疑われる患者は EIA による 1 段階の診断方法で AAV の正確な診断が可能であると発表された．

1. ANCA の発見

抗好中球細胞質抗体（ANCA）は，顕微鏡的多発血管炎（microscopic polyangiitis：MPA），多発血管炎性肉芽腫症（granulomatosis with polyangiitis：GPA），好酸球性多発血管炎性肉芽腫症（eosinophilic granulomatosis with polyangiitis：EGPA）を含む ANCA 関連血管炎（ANCA-associated vasculitis：AAV）において，診断に役立つ検査として重要な自

己抗体である.

ANCA は, 1982 年 Davies らにより, 巣状壊死性糸球体腎炎を示す症例における好中球細胞質に対する自己抗体として見出された[1]. 1985 年, van der Woude らは GPA において ANCA が高率に陽性を呈することを報告し[2], 1988 年に開催された第 1 回国際 ANCA 会議(コペンハーゲン)において, IIF により perinuclear pattern(核周囲型:P-ANCA)と cytoplasmic pattern(細胞質型:C-ANCA)に分類されるとともに, P-ANCA の主な対応抗原がミエロペルオキシダーゼ(myeloperoxidase:MPO), C-ANCA の主な対応抗原がプロテイナーゼ 3(protein-ase 3:PR3)であることが明らかとなった[3].

2. 測定方法とその進歩

ANCA の測定には, P-ANCA や C-ANCA として定性的な同定を行う IIF と, MPO-ANCA や PR3-ANCA として抗原特異的な定量性が得られる EIA がある. EIA には ELISA, FEIA, CLEIA などによる ANCA 測定が体外診断薬として承認されている.

1990 年以降, PR3-ANCA および MPO-ANCA の検出のための免疫測定法が改善され, 信頼性の高い EIA が広く利用可能となってきた. ELISA 試薬(キット)の変更などにより ELISA の性能が向上しただけでなく, CLEIA や FEIA による ANCA 測定も開発された. ELISA では発色性の酵素基質の添加により無色の基質が酵素と反応して有色の最終産物を形成, 発色の度合いを比色測定することにより抗体量を定量する. その酵素活性の測定に化学発光を利用したものが CLEIA で, 蛍光発光を利用したものが FEIA である. さらに, 第二世代の抗原キャプチャー法や第三世代の抗原アンカー法なども開発された.

ANCA 測定法の違いは, AAV の診断・活動性評価に影響する可能性が懸念される. 臨床現場で測定時期の異なる結果を比較する場合や, 複数の施設間で臨床研究を行う場合においては, まず使用されている測定方法を確認する必要がある. そして, 測定時期/施設間により測定方法が異なる場合には, 絶対値での比較ができないことを念頭に置いて, 測定結果を慎重に判断する必要がある. 陽性・陰性の判定は, 可能であれば複数回の測定で再現性を確認することが望ましい.

3. AAV の診断における ANCA 測定

わが国では, 1993 年に ELISA による PR3-ANCA 測定, 1997 年に IIF による ANCA 測定, 1998 年に ELISA による MPO-ANCA 測定の順で保険収載された経緯もあり, ELISA による ANCA 測定が多用されてきた. 国内においては, わが国承認の ELISA 試薬に対して国際比較が行われ, 感度・特異度においてわが国の ANCA の診断的価値は欧州と同等であり, 国際共同研究へ利用可能であると報告された[4]. また, 2012 年まで広く実施されていた ELISA による測定とそれ以降実施されている CLEIA による測定に関する検証がなされ, 両者に強い有意な正の相関を認め(r = 0.96, $p < 0.0001$), AAV 診断における感度・特異度に両者間で有意な差はみられなかったことが報告されている[5].

全世界的にも多数の ELISA による ANCA 試薬が開発され, その検査精度が問題になったことから, 1998 年にヨーロッパ血管炎研究グループ(EUVAS)により国際共同研究のための ANCA 測定に関する標準化の検討がなされ[6], 1999 年に ANCA 測定と報告に関する国際合意が初めて発表された[7,8]. 本合意では, IIF による P-/C-ANCA 同定を一次スクリーニングとして施行し, 次に ELISA による抗原特異的な同定を組み合わせることが推奨された.

しかしながら, その後の測定法の進歩によりこれまで ANCA 検出に推奨されていた 2 段階の診断方法について疑問が生じ[9,10], 最初から EIA のみを使用する方式が多くの検査機関で実施され, IIF で選別する方法の代替となる可能性が示唆された[11,12]. 2016 年の EUVAS による大規模な多施設共同研究において, EIA の診断性能が IIF の診断性能と同等かそれ以上であることが確認された[13,14]. Damoiseaux らは 924 例のコントロールと GPA 186 例, MPA 65 例に対し, 2 種類の IIF と 8 種類の EIA を測定比較した結果, IIF と EIA の特異度は C-ANCA 97〜98%, P-ANCA 81〜96%, PR3-ANCA 98〜99%, MPO-ANCA 96〜99% と EIA のほうが高く, AUC も IIF は 0.923 と 0.871, 1 種類を除いて EIA は 0.936〜0.959 と EIA のほうが高かったと報告しており[15], 1999 年の国際合意の主要な基礎であった

表4　ANCA測定に関する推奨（文献14）より引用）

推奨1
血管炎を示唆する臨床所見があるときにANCAを測定することを推奨する．

推奨2
精度の高い抗原特異的測定法で，PR3-ANCAとMPO-ANCAのスクリーニングを行う．

推奨3
PR3-ANCAとMPO-ANCAの両者が陰性であるものの血管炎が強く疑われる場合は，他の免疫測定法またはIIF，経験豊富な研究機関での測定を推奨する．
PR3-ANCAとMPO-ANCAが低陽性であった場合も，他の免疫測定法やIIFでの測定が特異度を上げることにつながる．

推奨4
PR3-ANCAとMPO-ANCAが陰性であっても，AAVの診断は除外できない．

推奨5
PR3-ANCA/MPO-ANCAが陽性であっても，それだけでAAVと診断はできない．

推奨6
ANCA測定値を鑑みて，臨床上の病態を解釈する．

GPAおよびMPAにおけるANCA測定について，新たな国際推奨を考慮すべきである．

Hagenらの研究と比較すると，主に特異度において著明な改善が認められた．

これらの研究をうけ，2017年にANCA検出のための新しい国際合意（**表4**）が発表された[14]．新しい合意では，AAVが疑われる患者の一次スクリーニングにおいて，IIFなしに高精度EIAが使用できる，つまり，EIAによる1段階の診断方法でAAVの正確な診断が可能である，と述べられている．ただし，この合意声明は，炎症性腸疾患，自己免疫性肝疾患や薬物誘導性自己免疫疾患のためのANCA検査には適応されない．

現在，2017年の国際合意に基づくEIAによるAAV診断の推奨方針の性能を評価するために，新たな国際前向き研究も開始されており，わが国も参加している．

◆ 引用文献

1. Davies DJ, et al. Brit Med J 1982；285：606.
2. van der Woude FJ, et al. Lancet 1985；1：425.
3. Tervaert JW, et al. APMIS 2009；127 Suppl：55-9.
4. Ito-Ihara T, et al. Clin Exp Rheumatol 2008；26：1027-33.
5. Hirose O, et al. Mod Rheumatol 2015；25：230-4.
6. Hagen EC, et al. Kidney Int 1998；53：743-53.
7. Savige J, et al. Am J Clin Pathol 1999；111：507-13.
8. Savige J, et al. Am J Clin Pathol 2003；120：312-8.
9. Csernok E, et al. Nat Rev Rheumatol 2014；10：494-501.
10. Tervaert JW, et al. Clin Rev Allergy Immunol 2012；43：211-9.
11. Russell KA, et al. Clin Immunol 2002；103：196-203.
12. Vermeersch P, et al. Clin Chim Acta 2008；397：77-81.
13. Csernok E, et al. Autoimmun Rev 2016；15：736-41.
14. Bossuyt X, et al. Nat Rev Rheumatol 2017；13：683-92.
15. Damoiseaux J, et al. Ann Rheum Dis 2017；76：647-53.

AAV治療におけるANCA値の役割

要　約

ANCAはRPGNを呈するAAVの治療において，疾患活動性を反映するサロゲートマーカーとして有用である．しかし，ANCA値と疾患活動性が一致しない症例やANCA持続陽性症例も一定の割合（報告にもよるが20〜40％）で存在することから，ANCA値の陰性化のみを指標とするのではなく，臨床症状やその他検査所見の改善やANCA値低下などを総合的に判断して，治療薬の漸減を目指すことが重要である．

a）ANCA値は疾患活動性を表すか

多くの臨床医が経験しているように，診断時のANCA値が高いほど疾患活動性が高いとは限らない．しかし，ANCA値は治療により低下することが多く，治療評価の指標の1つとして有用である．そして，ANCA値がAAVの疾患活動性の指標となりうるかについては，議論のあるところである．

まず，C-ANCAやPR3-ANCAに関しての報告をまとめる．2001年Girardらは，前向き臨床試験に参加したGPAのうち，ANCAを継時的に測定しえ

症状・検査・診断基準・重症度分類

た 50 例において，寛解期の C-ANCA 陰性化は 68％（34/50）に得られたが，18％（9/50）で C-ANCA は持続陽性であったと報告した．また，79％の症例において臨床症状が改善すれば ANCA は低下ないし陰性化し，ANCA 値の持続あるいは上昇と臨床症状増悪が関連したと報告している[1]．同様に，2014 年 Thai らは，PR3-ANCA 陽性 GPA 患者 126 例の後ろ向き研究において，寛解導入療法により IIF で 60.9％，ELISA で 78.3％の患者で ANCA は陰性化したと報告した[2]．そして，126 例中 85 例で再発を認め，再発時の ANCA は IIF で 79.2％，ELISA で 66.2％の患者で陽性であり，60％の患者で臨床症状と ANCA 値変化が関連していたと報告した．ただし，25％の症例では ANCA 値と活動性が合わず，PR3-ANCA だけで十分なフォローは不可能であると締めている．

一方，1993 年 Kerr らは，72 例の GPA 例を検討し，疾患活動性と C-ANCA 値が相関した例は 64％のみであり，C-ANCA 値の上昇が再発を予測したのは 24％にとどまったと発表した[3]．2007 年 Finkielman らも，前向き臨床試験に参加した 156 例の GPA の PR3-ANCA 値を検討し，平均 PR3-ANCA 値は治療前と比較し低下するものの，疾患活動性との間には弱い相関のみであり，寛解期の PR3-ANCA 値の上昇は再発と関連しないと報告している[4]．Kemna らも ANCA 値の再上昇がみられた症例のうち 1 年以内に再燃がみられたのはその半数以下であったことから，ANCA 値再上昇のみを指標に免疫抑制強化を実施すべきではないと論じており[5]，2014 年版の英国のガイドラインにも，ANCA 値と病勢との間には密接な関係はなく，ANCA 値のみによって免疫抑制療法を調整するべきではないと記載されている[6]．

次に，P-ANCA や MPO-ANCA に関してまとめるが，C-ANCA/PR3-ANCA に比して報告は少ない．2009 年 Terrier らは，ELISA で測定した MPO-ANCA 値が疾患活動性を反映するかどうかを 38 例の MPO-ANCA 陽性血管炎患者（MPA 15 例，GPA 15 例，EGPA 5 例）で検討した[7]．平均 2 カ月間で寛解に至る際，MPO-ANCA 値は全例で低下した（治療前平均 478 IU/mL，治療後平均 41 IU/mL，

$p < 0.0001$）．平均 5.7 カ月間の治療後に，MPO-ANCA 値は 74％（28/38）の症例で陰性化し，持続陽性を示した例は 26％（10/38）であった．治療前の MPO-ANCA 値は腎病変を有する症例で有意に高かったが，その後の治療経過には相関しなかった．寛解維持期間（平均 40 カ月）と治療による MPO-ANCA 値の低下幅に相関は認められなかったが，再燃患者の再燃時と非再燃患者の寛解時において MPO-ANCA 値は Birmingham Vasculitis Activity Score（BVAS），Disease Extent Index（DEI）で示す疾患活動性スコアと正の相関が認められた（BVAS r = 0.49，$p = 0.002$；DEI r = 0.49，$p = 0.002$）．

また，2015 年にわが国の Yamaguchi らは AAV 患者 126 例（MPO-ANCA 123 例，PR3-ANCA 3 例）の後ろ向き解析を報告した[8]．ANCA 値の再上昇がみられた 57 例中，予防的な免疫抑制強化療法を実施した 22 例においては 1 例（4.5％）のみしか再燃がみられなかったのに対し，強化療法を実施しなかった残り 35 例においては 29 例（82.9％）に再燃がみられたこと，予防的加療を実施した群と実施しなかった群とで感染症や死亡などの有害事象発症頻度に有意差がなかったことなどから，ANCA 値再上昇に対する予防的な免疫抑制強化の有効性が示唆された．しかしながら，海外からの報告やガイドラインとは結果が異なるため，今後具体的な治療プロトコールを含めさらなるエビデンスの集積が必要である．

b）ANCA 値は再燃予測に有用か

ANCA 値が ANCA 関連血管炎の再燃の指標となる可能性については，近年報告が相次いでいる．2009 年 Terrier らは，MPO-ANCA 陽性血管炎 38 例についての検討を報告した[7]．平均 54 カ月間の観察期間中に再燃した 11 例のうち，9 例（82％）は一旦陰性化していた MPO-ANCA 値の再陽転化後の再燃，1 例（9％）は陰性のままでの再燃，残り 1 例（9％）は MPO-ANCA 持続陽性例からの再燃であった．一旦陰性化した MPO-ANCA 値の再陽転化は再燃との間に強い関連を認め（オッズ比 117，95％CI 9.4-1,450，$p < 0.001$），MPO-ANCA 値は再燃の指標になると結論づけられた．また，MPO-ANCA 値の再陽転化後に再燃した 9 例のうち 6 例（67％）は再陽転化後から再燃までの期間は 12 カ月以内であった．2013

年 Rasmussen らは，EUVAS のランダム化比較試験（RCT）である NORAM 研究の検体 28 例を用いて PR3-ANCA 値の推移を検討し，免疫抑制薬の漸減だけでも PR3-ANCA 値が上昇することを示し，早期の全身性 GPA においては PR3-ANCA 値の上昇が再燃予測に有用な可能性があると評価した[9]．リツキサンによる 2 年間の寛解維持療法施行後の ANCA 値の推移検討においても，一旦陰性化した ANCA 値の再陽転化がその後の再燃を予測する因子となると報告されている[10,11]．2018 年に Terrier らは，MAINRITSAN 試験の長期観察（60 カ月），AAV 患者 115 例（GPA 87 例，MPA 23 例，腎限局 5 例）において，アザチオプリン（AZA）群で重症再発を起こした 27 例中 22 例（81%），リツキサン群で重症再発を起こした 13 例中 12 例（92%）で再燃時 ANCA 値が陽性であり，ANCA 値陽性の再発に関する Hazard Ratio（HR）は時間とともに有意に増大したと報告した[12]．2017 年 Karras らは，診断後 18〜24 カ月の AAV 患者 117 例を，24 カ月以降も副腎皮質ステロイド（CS）＋AZA の継続投与を行う群と行わない群にランダム化した REMAIN 試験の結果を報告した[13]．CS＋AZA の非継続投与群と，ランダム化時点での ANCA 陽性症例において有意に再燃率が高かった．また，Yamaguchi らによる日本人 126 例の ANCA 陽性腎血管炎の検討においても，寛解中の ANCA 値の上昇は再燃との間に有意に強い関連性がある（HR 17.4，95%CI 8.42-36.0，$p<0.001$）と報告されている[8]．以上の報告より，ANCA 値は再燃予測に有用と考えられ，特に，陰性化していた ANCA 値の再陽転化は再燃を警戒すべき状態と考えられる．

さらに，2015 年 Kemna らは，腎症を伴う ANCA 陽性血管炎 104 例と腎症を伴わない 62 例，計 166 例（PR3-ANCA 陽性 108 例，MPO-ANCA 陽性 58 例）における ANCA の再上昇と再燃との関連性について報告した[5]．腎症を伴う群では HR 11.09，95%CI：5.01-24.55 と強い関連性がみられたのに対し，非腎症群では HR 2.79，95%CI 1.30-5.98 と関連性が弱かったことから，ANCA の再上昇の再燃予測は腎症合併症例において特に有用であると結論づけられた．わが国からは，2018 年 Watanabe らが，難治性

血管炎調査研究班の前向きコホート研究 RemIT-JAV-RPGN において，治療開始半年以内に CS 投与量を問わず寛解を達成した 214 例の MPO-ANCA 陽性患者（GPA 28 例，MPA 143 例，EGPA 11 例）の解析結果を報告した[14]．156 例（73%）で ANCA 値は寛解導入療法により陰性化しており，陰性化例は重症の腎障害を呈していた（$p=0.032$）．陰性化した 156 例中 46 例で ANCA 値の再陽転化を認めたが，陽転化の有無と再燃との関連は有意ではなかった（陽転化 19.6%，非陽転化 11.8%，$p=0.22$）．しかしながら，RPGN を有した 85 例で解析したところ，ANCA 値陽転化で有意に再燃が多かった（陽転化 31%，非陽転化 10%，$p=0.03$）．以上より，腎症を伴う血管炎においては特に，陰性化していた ANCA 値の再陽転化は再燃の指標として有用性が高い可能性がある．

また，PR3-ANCA 陽性か，MPO-ANCA 陽性かにより再燃リスクが異なる可能性がある．2013 年 Mahr らは，EUVAS およびフランス血管炎研究グループ（FVSG）主導の 5 つの前向き研究のクラスター解析を行った[15]．GPA 396 例，MPA 277 例の合計 673 例に対して，PR3-ANCA 陽性 renal AAV（40%），PR3-ANCA 陰性 renal AAV（32%），non-renal AAV（12%），cardiovascular AAV（9%），gastrointestinal AAV（7%）の 5 クラスターに分類し，PR3-ANCA 陰性 renal AAV 群は死亡リスクが高く，再燃リスクが低いと報告した．Walsh らの 2012 年の EUVAS 4 研究のメタ解析[16]や Terrier らの 2018 年の MAINRITSAN 研究の長期観察報告[12]においても，PR3-ANCA 陽性血管炎であること自体で再燃リスクが高くなると報告されており，陽性となる ANCA の種類の相違（PR3-ANCA または MPO-ANCA）によって，臨床症状および経過が異なることが示唆され，このことはその他報告とも合致する[17]．特にわが国では欧米諸国と異なり，MPO-ANCA 陽性 MPA が大部分を占めるため，欧米の研究結果を日本に適応する際には注意が必要である．

c）ANCA 値の測定頻度

継時的 ANCA モニターが AAV に対する治療効果を反映し再燃の指標となるかについて，2012 年に

Tomasson らによるメタ解析の結果が発表された[18]. 1989～2009 年までの 15 文献が抽出され, 寛解中の ANCA 再上昇 (9 文献, 総患者数 503 例) と, 寛解中の ANCA 持続陽性 (9 文献, 総患者数 430 例) が将来の再燃を予測しうるかどうかが検討された. 結果は, 寛解中の ANCA 再上昇があった場合の陽性尤度比は 2.84 (1.65-4.90), ANCA 再上昇がない場合の陰性尤度比は 0.49 (0.27-0.87) であり, 統計学的に有意な値であった. 測定間隔と ANCA タイプについてのサブ解析では, 1 カ月ごとの ANCA 測定が 3 カ月ごとの測定に比べ予測性能が高く (陽性尤度比 4.34 vs 1.44, $p=0.12$), P-/MPO-ANCA のほうが C-/PR3-ANCA に比べよりよく再燃を予測できた (陽性尤度比 10.0 vs 1.35, $p=0.01$). 本結果はメタ解析であり統計学的有意差は小さいが, 寛解維持中の ANCA 継時的測定は再燃予測にある程度有用であり, 特に月 1 回のモニタリングが望ましい可能性を示唆した. モニタリング間隔の短さが再燃予測の感度上昇につながる可能性に関しては, Kemna らも ANCA 値を年 4 回以上測定した群と 4 回未満の群とで再燃予測に有意な違いがあるとの結果を報告し[5], Yamaguchi らの検討では ANCA 値の再上昇から再燃までの期間の中央値は 0.6 カ月 (Interquaritile range 0～2.1) であった[8]. これらの結果から, 寛解維持期には ANCA 値を 1～3 カ月ごとに測定し, 再上昇がみられた場合には将来の再燃の可能性を視野に入れて, 注意深く病勢を観察すべきであると考えられる.

d) 今後の課題

CS を中心とした従来の AAV 治療に対し, リツキシマブなどの分子標的薬や新たな免疫抑制薬の使用が広まりつつある. 2018 年 Charles らは, 新規/再燃 AAV162 例 (GPA 117 例, MPA 45 例) の寛解維持療法において, リツキシマブの個別投与群 (初回に 500 mg 投与, その後 CD19 陽性 B 細胞もしくは ANCA 陽性化時, または ANCA 著明上昇時に再投与) と固定投与群 (500 mg を初日, 14 日, 6 カ月, 12 カ月, 18 カ月に投与) にランダム化した MAINRIT-SAN2 試験の結果を報告した[19]. 個別投与群と固定投与群で再燃率に有意差は認めず, 再燃リスクについての検討でも ANCA 値と CD19 陽性 B 細胞数は再燃予測には信頼性はなかった. しかし, ANCA 値と CD19 陽性 B 細胞数の組み合わせは, 個別投与群の投与タイミングを決めるのに有効であると報告されている. このように, 新たな薬剤の使用における ANCA 値の推移/変動の評価についても今後検討を重ねていく必要がある.

また, ある一定の割合で存在する ANCA 持続陽性例における ANCA 値の推移評価やその対応についても検討が必要である. 2009 年 Terrier らは, 寛解導入後も MPO-ANCA 値が持続陽性であった 10 症例のうち再燃したのは 1 例のみであり, MPO-ANCA 持続陽性と臨床的再燃との間には有意な関連はみられなかったと報告した[7]. 2016 年 Sanders らも, PR3-ANCA 持続陽性症例において, 維持療法として AZA 1 年投与群と AZA 4 年投与群で再燃率に差はなかったと報告した[20]. 単に測定系の問題なのか, 病原性の乏しい ANCA が存在するのか, 持続陽性となる理由が明らかとなれば, より再燃リスクの低い治療が可能となると考える.

◆ 引用文献

1. Girard T, et al. Rheumatology (Oxford) 2001 ; 40 : 147-51.
2. Thai LH, et al. Autoimmun Rev 2014 ; 13 : 313-8.
3. Kerr GS, et al. Arthritis Rheum 1993 ; 36 : 365-71.
4. Finkielman JD, et al. Ann Intern Med 2007 ; 147 : 611-9.
5. Kemna MJ, et al. J Am Soc Nephrol 2015 ; 26 : 537-42.
6. Ntatsaki E, et al. Rheumatology (Oxford) 2014 ; 53 : 2306-9.
7. Terrier B, et al. Ann Rheum Dis 2009 ; 68 : 1564-71.
8. Yamaguchi M, et al. J Rheumatol 2015 ; 42 : 1853-60.
9. Rasmussen N, et al. Clin Exp Rheumatol 2013 ; 31 Suppl 75 : S38-44.
10. Stasi R, et al. Rheumatology 2006 ; 45 : 1432-6.
11. Alberici F, et al. Rheumatology 2015 ; 54 : 1153-60.
12. Terrier B, et al. Ann Rheum Dis 2018 ; 77 : 1151-7.
13. Karras A, et al. Ann Rheum Dis 2017 ; 76 : 1662-8.
14. Watanabe H, et al. Arthritis Rheumatol 2018 ; 70 : 1626-33.
15. Mahr A, et al. Ann Rheum Dis 2013 ; 72 : 1003-10.
16. Walsh M, et al. Arthritis Rheuma 2012 ; 64 : 542-8.
17. Furuta S, et al. J Rheumatology 2017 ; 44 : 216-22.
18. Tomasson G, et al. Rheumatology (Oxford) 2012 ; 51 : 100-9.
19. Charles P, et al. Ann Rheum Dis 2018 ; 77 : 1144-50.
20. Sanders JS, et al. Nephrol Dial Transplant 2016 ; 31 : 1453-9.

4）抗 GBM 抗体測定（意義・測定法）

要 約

　抗糸球体抗体は，抗 GBM 病の疾患標識抗体であり，診断の主要項目として用いられている．抗 GBM 抗体の対応抗原は，基底膜のⅣ型コラーゲン a_3 や a_5 の non-collagenous 1（NC1）ドメインに存在する．

　血清中の抗 GBM 抗体の確認は，腎組織における間接蛍光抗体法による方法と，固相化 GBM 抗原に対する循環血漿中の抗体を検出する方法があり，それぞれの方法の欠点に留意が必要である．

　RPGN を呈する抗 GBM 病の抗 GBM 抗体値は，病勢，治療効果の指標として有用であると考えられる．また，高力価の抗 GBM 抗体値は腎および生命予後不良因子であるとされ，血漿交換による速やかな除去が有用とされる．

　抗 GBM 病の再燃率は低く，長期予後に関する報告は少ない．再燃例の報告においても抗 GBM 抗体値との相関がみられており，再燃の指標としても有用と考えられる．

　近年，抗原構造やエピトープの解明が進み，発症機序や重症度，予後との関連が注目されている．また，典型的な抗 GBM 病と異なる臨床像を呈する疾患群として，①非典型的抗 GBM 病（軽症腎病変型，IgG4 抗 GBM 抗体型），②膜性腎症合併型，③ANCA 合併型，④腎移植（Alport 症候群）後発症型などが，特殊病型として提唱されており，今後の症例集積・検討が必要である．

1．抗 GBM 抗体とは？

　糸球体基底膜（glomerular basement membrane：GBM）の主成分であるⅣ型コラーゲン a_3 鎖 C 末端の non-collagenous 1（NC1）ドメイン部分〔a_3（Ⅳ）NC1〕に抗 GBM 抗体の対応抗原（Goodpasture 抗原）が存在する．さらにそのなかで，N 末端側 17-31 位のアミノ酸残基（エピトープ A：E_A）と C 末端側 127-141 位のアミノ酸残基（エピトープ B：E_B）が抗原エピトープとなっている．また，a_5 鎖 C 末端の NC1 ドメイン部分にも抗原エピトープが存在することが報告されている[1]．生体内においては，通常，Goodpasture 抗原のエピトープは NC1 ドメイン部分同士の結合により隠されているが（hidden antigen），何らかの外的因子によりⅣ型コラーゲン $a_3a_4a_5$ 分子の NC1 ドメイン 3 量体-3 量体接合部が解離，さらには NC1 ドメインの立体構造変化が加わることにより，そのエピトープが露出して抗体産生が起こるものと推測されている[2]．

　外的因子としては，感染症，吸入毒性物質，喫煙などが，また，患者側の要因として，本症と主要組織適合性遺伝子複合体分子，すなわちヒト白血球抗原（human leukocyte antigen：HLA）との関連が指摘されており，DRB1*1501（HLA-DR2）および DRB1*1502（HLA-DR15）アリルとの関連が報告されている[3]．抗体産生に関しては，何らかの外的因子が感受性のある個体に作用したときにもたらされるものと推測されている．

2．抗 GBM 抗体の測定法は？

　血清中の抗 GBM 抗体の確認は，腎組織における間接蛍光抗体法による方法と，酵素免疫測定法（Enzyme-Linked Immunosorbent Assay：ELISA）や化学発光酵素免疫測定法（Chemiluminescent Enzyme Immune Assay：CLEIA）などの固相化 GBM 抗原に対する循環血漿中の抗体を検出する方法がある．

　腎組織に対する間接蛍光抗体法は，循環血漿中の抗 GBM 抗体の有無を，正常腎組織に血清を反応させた後，蛍光標識抗 IgG 抗体にて線状沈着の有無を確認する方法であり，特異度は高い．しかしながら，本方法は免疫染色に習熟する必要があること，抗

GBM 抗体価が低い場合には検出できないことが問題である.

固相化 GBM 抗原はウシ GBM から精製した a_3(Ⅳ)NC1 や遺伝子改変ヒト a_3(Ⅳ)NC1 などを用い,血清を反応させて検出する.検出感度・特異度は抗原の精製度に依存するが,90〜100％と感度・特異度とも良好であると報告されている[4].しかしながら,ポリクローナルな免疫活性化を生じている場合(他の自己免疫疾患,C 型肝炎,HIV 感染症,など)は偽陽性を呈することもある.一方,抗 GBM 抗体は通常 IgG クラスの抗体であるが,稀に IgA 型抗GBM 抗体陽性例も存在し,その場合は固相化 GBM抗原を使用した測定法で検出することは困難である[5,6].また,抗 GBM 抗体の IgG サブクラスは一般的に IgG_1 または IgG_3 優位である[7,8].ELISA 法などの測定法では IgG_1 型抗 GBM 抗体の検出が一般的であるため,IgG_4 型などの稀なサブクラスの抗 GBM抗体は検出できず,蛍光抗体法や Western blot 法などの他の方法を用いる必要がある[9].

3. 抗 GBM 抗体は疾患活動性の指標になるか？

抗 GBM 病治療中における抗 GBM 抗体価の推移については,多くの症例集積論文がある.副腎皮質ホルモン大量療法,シクロホスファミドと血漿交換療法の併用療法の有効性を報告した論文では,抗GBM 病 7 例のうち,腎機能が改善した 3 例では速やかに抗 GBM 抗体が減少し,4 例では抗 GBM 抗体の低下は軽度であり維持透析に至ったと報告している[10].また,RPGN と肺出血を呈した抗 GBM 病の4 例に免疫抑制治療と血漿交換療法を施行した検討では,治療開始後には症状改善とともに抗 GBM 抗体値も全例で低下したと報告している[11].血漿交換療法の併用療法に関する前向きランダム化対象比較試験でも,抗 GBM 抗体値は寛解とともに陰性化しており,治療効果の指標に有用であると考えられる[12].

抗 GBM 抗体値と予後については,抗 GBM 抗体が高力価であることが,診断時血清 Cr 600 μmol/L(6.78 mg/dL)以上,無尿,正常糸球体がない,全周性半月体が多いこととともに有意な腎予後不良因子であったと報告されている[13].過去 25 年間に治療が

行われた 85 例の抗 GBM 病患者のうち血漿交換療法と免疫抑制薬(シクロホスファミド)を併用した 71例の後ろ向き解析では,血清 Cr 500 μmol/L(5.7 mg/dL)未満,血清 Cr 500 μmol/L 以上で透析未導入,72 時間以内に透析必要の 3 群に分けた場合,1年後の生存率と腎生存率は各群で 100％,83％,65％と 95％,82％,8％と透析が必要であった症例の生存率と腎予後は不良であり,速やかに血漿交換療法と免疫抑制療法が必要なことが示された[14].221 例の後ろ向き観察研究では,副腎皮質ステロイド薬およびシクロホスファミドに加えて血漿交換療法を行う治療により,腎予後(HR 0.60, p＝0.032)および生命予後(HR 0.31, p＝0.001)の改善に有効であることが示されている[15].また,抗 GBM 抗体値は患者死亡の独立した予知因子であった.高力価の抗GBM 抗体値は病勢も強く,腎予後,生命予後不良因子であるとされ,血漿交換療法による速やかな除去が有用とされている.

抗 GBM 抗体エピトープと予後については,a_3 鎖の E_A と E_B に対する抗体が腎予後と関連していたとの報告がある[16].また,a_3(Ⅳ)NC1 を 24 のペプチドに細分化し認識部位と予後との関係をみた検討では,ペプチド 15(N 末端側 151-170 位),16(161-180位),17(171-190 位)抗体陽性例では有意に診断時血清 Cr 値が高値であり,ペプチド 16 抗体陽性例では腎予後が不良で,ペプチド 22(221-234 位)抗体陽性例では生命予後が不良であったとしている[17].

4. 抗 GBM 抗体は疾患再発の指標になるか？

抗 GBM 病の長期予後に関する報告はほとんどない.寛解後の再燃は非常に稀であり,これまで数例の再燃例が報告されているのみである[18].先の全国アンケート調査では抗 GBM 抗体型 RPGN の再燃率は 11.6％と ANCA 型 RPGN に比べ低値であった[19].12 年間に 2 回再燃した抗 GBM 病の報告例においても抗 GBM 抗体値と再燃には相関がみられ,再燃の指標としても有用である可能性が示されている[20].

5. 特殊な抗 GBM 病とは？

近年,典型的な抗 GBM 病と異なる臨床像を呈する疾患群として,①非典型的抗 GBM 病(軽症腎病変型,IgG_4 抗 GBM 抗体型),②膜性腎症合併型,③ANCA 合併型,④腎移植(Alport 症候群)後発症型

などが，抗GBM病の特殊病型として提唱されている[21,22]．

　非典型的抗GBM病では，肺病変はさまざまであるものの腎病変はきわめて軽く，予後も良好である[9,23,24]．本疾患群では，血清中の抗GBM抗体ならびに糸球体に沈着するIgGサブクラスはIgG$_4$型優位であることも特徴的であり，前述のごとく，固相化GBM抗原による方法では血清中の抗GBM抗体が検出されないことが少なくない．

　膜性腎症合併型では，ネフローゼ症候群を呈するほどの多量な蛋白尿を特徴とし，腎機能は進行する前に発見されていることが多く，典型的な抗GBM病と比較して半月体形成率が低いとされている[25]．固相化GBM抗原による方法で血清中の抗GBM抗体が検出可能だが，a_3（Ⅳ）NC1のE$_B$に対する抗体価は低く，対応抗原エピトープないし抗体のサブクラスが典型的な抗GBM病と異なる可能性が示唆されている[25]．なお，抗PLA2受容体抗体は陰性であるとされている．

　抗GBM抗体とANCAの両者が検出される症例は散見され，抗GBM病の21〜47％でANCA陽性例が存在する[22]．典型的な抗GBM病と同様に固相化GBM抗原による方法で血清中の抗GBM抗体は検出可能な症例が大部分であり，典型的な抗GBM病と比較して臨床像にも大きな差異はないとされているものの，再発率が高いことが示されており[26]，寛解後のANCA・抗GBM抗体の測定が重要であるといえる．

　Alport症候群の患者では腎臓移植施行後に抗GBM抗体が産生され，抗GBM病を発症することがある．Pedchenkoらは，抗GBM病の患者における抗GBM抗体とAlport症候群の腎移植後のアロ抗体のエピトープについて比較検討している．その結果，抗GBM病の抗GBM抗体は，a_5（Ⅳ）NC1単量体のE$_A$領域およびa_3（Ⅳ）NC1単量体のE$_A$，E$_B$領域にある特定のエピトープに結合したが，ネイティブのa_{345}NC1交差結合6量体には結合しなかったのに対し，Alport移植後腎炎患者では，アロ抗体は正常な6量体中のa_5（Ⅳ）NC1サブユニットのE$_A$領域に結合したと報告している[1]．Alport症候群の腎移植後には抗体構造の相違はあるものの低力価ながら抗GBM抗体が陽性化することがあり，モニターする価値があると考えられる[27]．

◆ 引用文献

1. Pedchenko V, et al. New Engl J Med 2010；363：343-54.
2. Pedchenko V, et al. Curr Opin Nephrol Hypertens 2011；20：290-6.
3. Kitagawa W, et al. Nephrol Dial Transplant 2008；23：3126-9.
4. Sinico RA, et al. Nephrol Dial Transplant 2006；21：397-401.
5. Borza DB, et al. Am J Kidney Dis 2005；45：397-406.
6. Ghohestani RF, et al. Lab Invest 2003；83：605-11.
7. Cui Z, et al. Kidney Int 2006；69：894-9.
8. Qu Z, et al. BMC Immunol 2013；14：19.
9. Ohlsson S, et al. Am J Kidney Dis 2014；63：289-93.
10. Lockwood CM, et al. Lancet 1976；1：711-5.
11. Johnson JP, et al. Am J Med 1978；64：354-9.
12. Johnson JP, et al. Medicine（Baltimore）1985；64：219-27.
13. Herody M, et al. Clin Nephrol 1993；40：249-55.
14. Levy JB, et al. Ann Intern Med 2001；134：1033-42.
15. Cui Z, et al. Medicine（Baltimore）2011；90：303-11.
16. Yang R, et al. Nephrol Dial Transplant 2009；24：1838-44.
17. Jia XY, et al. Clin J Am Soc Nephrol 2012；7：926-33.
18. Hirayama K, et al. Clin Exp Nephrol 2008；12：339-47.
19. 急速進行性糸球体腎炎診療指針作成合同委員会．日腎会誌 2011；53：509-55.
20. Levy JB, et al. Am J Kidney Dis 1996；27：573-8.
21. McAdoo SP, et al. Clin J Am Soc Nephrol 2017；12：1162-72.
22. Segelmark M, et al. Nephrol Dial Transplant 2019；34：1826-32.
23. Nasr SH, et al. Kidney Int 2016；89：897-908.
24. Liang D, et al. J Clin Pathol 2019；72：31-7.
25. Jia XY, et al. Kidney Int 2014；85：945-52.
26. McAdoo SP, et al. Kidney Int 2017；92：693-702.
27. Kalluri R, et al. Transplantation 2000；69：679-83.

5) 腎生検

要約

　腎病理診断により，腎予後改善が期待できる場合には，副作用のリスク回避に十分留意しながら免疫抑制治療を実施する根拠となる．一方，病理評価により腎予後の改善が期待できない症例では，過度な免疫抑制による感染などの合併症を回避できる．全身状態不良で安全に腎生検ができない場合にはRPGNの初期治療を優先し全身状態が落ち着いてからの実施が望ましい．

　ANCA関連腎炎では腎病理評価法が提唱されており，腎予後規定因子は残存する正常糸球体数と報告されている[1~4]．また，抗GBM抗体腎炎では半月体形成率が腎予後の関連因子と報告されている[5~9]．

背景・目的

　RPGNは，糸球体に免疫グロブリンの沈着を認めないか微小である(Pauci-immune型)ANCA陽性のANCA関連血管炎・腎炎が大多数を占めるが，2012年Chapel Hill Consensus Conferenceの分類基準ではANCA陰性でもここに分類されている[10]．RPGNの病態を示す疾患としては，他には免疫グロブリンが係蹄壁に線状沈着をする(linear型)抗GBM型抗体腎炎，免疫複合体の係蹄壁やメサンギウム領域への顆粒状沈着(免疫複合体型)を認めるIgA血管炎や半月体形成を伴うループス腎炎がある．

　日本腎臓学会による腎生検症例登録(Japan Renal Biopsy Registry：J-RBR)の初回腎生検に占めるRPGNの比率は，2012年5.8%，2013年6.0%，2014年6.7%，2017年6.9%と徐々に増えてきている．RPGNでは，腎生検のリスクとベネフィットを勘案し適応を判断する必要があるものの，腎機能回復の判断，あるいは過剰免疫抑制治療を避けるためにも，腎生検は有用である．

解説

　RPGNは多くの場合，腎組織で半月体形成を伴っており，腎生検所見により腎予後や治療に対する反応性を推測することができる．一方，腎生検前にRPGNをきたした原疾患を病歴の聴取や検査で予測しておくことも重要である．

腎生検の適応と注意点

　RPGNの治療方針を腎生検の結果に基づいて割り付けたランダム化比較試験はないが，腎生検所見と検査所見，腎予後や生命予後などとの関連で解析した報告はある[1~4,11~23]．RPGNの治療は，しばしば大量の副腎皮質ステロイドを含む強力な免疫抑制療法を必要とし[24,25]，感染症，骨粗鬆症などの治療に伴う有害事象併発，治療関連死が問題となる[26]．

　腎生検は，高度の貧血，肺胞や消化管出血など全身状態不良の場合は，合併症併発の危険性が高くなる．また腎生検に耐えられそうにない場合は行うべきではない．このような場合は，治療を優先しなければならない．しかし，RPGNの診断はつくものの，原疾患が不明な場合には腎生検の結果が診断の手がかりとなることもある．腎生検組織所見で腎予後改善が期待できる病変の場合は，副作用のリスクを出来るだけ回避しながら治療を行う必要性の根拠を得ることができる．一方，腎予後改善が期待できない症例への過剰な免疫抑制を避けるためにも腎生検は有用である．このように腎生検によって得られた所見は，治療の強さ，免疫抑制薬の併用などの判断のために重要である．腎生検にあたり医師は腎生検の適応を考えたうえで，十分なインフォームド・コンセントが必須であり，術後も慎重な経過観察が必要である．

腎生検所見と腎予後

a) ANCA関連腎炎

　Bajemaら[1]は，157例〔WG(Wegener granuromatosis)：現在のGPA 88例，MPA(Microscopic polyangiitis）：43 例，iRPGN（idiopathic Rapidly Progressive Glomerulonephritis）：19 例，CSS（Churg-Strauss syndrome）：現在の EGPA 7 例〕の腎生検組織で各糸球体病変を 0%，50% 未満，50% 以上の 3 段階に分け，腎予後との関連性を解析した．正常糸球体率はいずれも有意な相関（all $p<0.001$）を示していた．また，1 年腎予後は全節性硬化糸球体率が 50% 以上（$p<0.0005$）と有意な相関がみられた．さらに，Vergunst ら[2]も，1 年目に腎機能が評価できた 40 例の予後予測因子を臨床病理的に検討している．生検時の GFR に加えて正常糸球体や糸球体のフィブリノイド壊死は腎予後良好のパラメータであった．このように後述する 2010 年に Berden 分類が提案される以前から腎予後規定因子は腎生検時に残存する正常糸球体の割合であるとの見解があった[1~4]．

Hauer ら[11]は，EUVAS（European Vasculitis Study Group）の CYCAZAREM（a randomized trial of cyclophosphamide versus azathioprine during remission of ANCA-associated vasculitis）研究で腎生検を行った 96 例〔MPA 33 例，RLV（renal limited vasculitis）：11 例，WG 52 例〕で，糸球体硬化率は，腎生検時および 18 カ月後の腎機能と有意に関連があり，糸球体のフィブリノイド壊死や細胞性半月体は，18 カ月後の GFR 変化率でも有意な相関を認めた．

また，尿細管萎縮や残存正常糸球体の割合などの腎生検所見の結果と治療を検討した報告がある[12]．

「急速進行性糸球体腎炎症候群の診療指針第 2 版」[25]には，わが国での病理組織像と予後解析の結果が掲載されている．このなかで半月体形成率，半月体病期，尿細管・間質病変の程度によりスコアをつけて病理学的ステージⅠ，Ⅱ，Ⅲに分類した腎病期病理分類によると 1998 年以前の症例では，末期腎不全への移行率が重症度別に判定可能であった．しかし，1999 年以降の症例の場合，この方法では腎予後の層別化が困難となっていた．わが国の RPGN の特徴を反映させることを念頭に置いて治療前評価を主目的とし，EUVAS 分類[13]の要素を取り入れて世界的基準との隔たりをなくすことを考慮し ANCA 関連腎炎の腎病変パラメータについて，Joh ら[14]は

糸球体，尿細管間質，血管部位別および活動期，慢性期別に分けてスコアをつけることを提案した．

その後，2010 年に Berden ら[15]は 100 例の ANCA associated vasculitis（AAV）を 4 つの糸球体病変の構成比のみで基本組織型に分けた．正常糸球体，半月体形成のある糸球体，完全硬化糸球体のいずれかが 50% 以上占めるか否かで，巣状型，半月体型，硬化型に分類し，どの病変も 50% に満たないものは混合型としている．ANCA associated vasculitis（AAV）100 例（GPA 39 例，MPA 61 例），平均 62.7 歳，PR3-ANCA 陽性 45 例，MPO-ANCA 陽性 47 例であった．巣状型 16%，半月体型 55%，混合型 16%，硬化型 13% の分布であり，これらが，腎生検時，1 年後，5 年後の腎機能と相関することが示された．腎生検後経過観察できた 82 例の腎予後の検討で末期腎不全（end stage renal disease：ESRD）に至ったのは，巣状型では 14 例中わずか 1 例で，腎予後良好であった．硬化型では 10 例中 7 例が ESRD となっており，腎予後が最も不良であった．混合型は 13 例中 6 例が，半月体型は 45 例中 11 例が ESRD となっており，半月体型より混合型のほうが腎予後不良であった．さらに，尿細管間質病変を加味して分類しても糸球体病変のみで分類した場合と相関性に有意差がないことが示された．以後 ANCA 関連腎炎を糸球体病変のみで比較的単純に分類することが有用であると主張されてきた経緯がある．しかし，最近，間質尿細管が病変の主座となる症例の報告もあり注意が必要である．

わが国の 2000~2010 年での 6 施設での Iwakiri ら[16]の AAV 122 例（MPA 97 例，GPA 3 例，EGPA 2 例）についての報告では，平均年齢 66.3 歳，これらの症例のうち 1 年後に ESRD に至った症例は 23 例（23%）あり，そのうち巣状型は 4.3%，半月体型 28%，混合型 44%，硬化型 67% であった．Kaplan-Meier 分析での腎予後は Berden 分類と類似していた．

他方，中国からの報告では，1997~2010 年に AAV と診断された 121 例（GPA 49 例，MPA 68 例，RLV 4 例）のうち 105 例が MPO-ANCA 陽性で，平均年齢は 50 歳代であった．2 年後の腎生存例は，巣状型 33 例のうち 92.9%，混合型 24 例のうち 71.5%，

半月体型54例のうち60.0%，硬化型11例のうち29.4%であった．Berden分類の結果とは異なり，混合型のほうで腎予後がよく，半月体型のほうが腎予後不良であった．この結果に関しては，半月体型で慢性変化が多かったためとしている[17]．わが国3施設からのMusoら[18]のMPA 87例の報告では，巣状型46.0%，混合型29.9%，半月体型8.0%，硬化型16.1%であった．5年後の腎予後の検討では，Berdenらのコホートでは，混合型61%で腎予後良好であったが，Musoらでは巣状型100%，半月体型83%，混合型96%，硬化型29%が予後良好であった．一方，Togashiら[19]の1施設54例のAAV(MPA 25例，RLV 28例，CSS 1例)の報告でも巣状型17例，半月体型8例，混合型19例，硬化型10例であり，12カ月以上の観察で死亡が27例と多く，5例がESRDとなっていた．半月体型が混合型に比し予後不良であった．

一方，250例のAAVのうち巣状型が96例(38%)，混合型が61例(24%)，半月体型71例(28%)，硬化型22例(9%)の検討では，平均観察期間3.5年で60例(24%)がESRDになっていた．長期的にみると混合型と半月体型との腎予後は変わりなかった[20]．わが国のRemIT-JAV-RPGNにエントリーされた321例のうち腎生検が得られた67例の検討では，最多の組織型は巣状型30例であり，混合型19例，半月体型10例，硬化型8例で2年後の腎予後の検討では，腎死は4例(6%)のみで，他の報告と同様に巣状型の腎機能がよく改善し保持されていた[21]．

AAVと診断され腎生検を受けた164例のAAVの検討では37例が死亡，16例がESRDに至ったとの報告がある．Berden分類で硬化型の症例が1例のみで，75.9歳，他の型の症例は60歳代前半であった．5年後での腎生存率は，巣状型12例のうち91%，混合型69例のうち43%，半月体型39例のうち64%であった．巣状型は腎予後良好であるが，半月体型と混合型の腎予後はあまり変わりないとし，サブ解析として，半月体と混合型でいずれも，正常糸球体の割合が25%以下の場合，腎予後が不良であった[22]．Tannaらの報告では[23]1997～2011年104例で巣状型が23例，半月体型が26例，混合型が48例，硬化型が7例であった．生命予後は組織型による違いはな

く，混合型と半月体型は，単変量解析では腎予後には変わりなかった．正常糸球体が少ないことが腎予後不良であった．

以上，腎生検所見と腎予後に関してはこのように臨床病理学的研究が行われてきているが，その結果にはバラツキがある．このように，結果が一定しない理由としてFordら[27]は，硬化型以外の組織型診断の観察者間での再現性に問題がある可能性を指摘している．

いずれの報告でも，AAVの腎組織を，Berden分類を用いて検討した報告では巣状型は腎予後良好であり，硬化型では腎予後が不良という点では一致している．

b) 抗GBM抗体型糸球体腎炎

抗GBM抗体は，糸球体基底膜(肺も共通抗原)のtypeⅣコラーゲンのα-3鎖NC1ドメインに対する抗体であり，抗GBM抗体型腎炎では，時相の近い半月体形成が認められる．半月体形成率で腎予後を評価することが多く，Johnsonら[5]は半月体形成率が50%以上では，7例中6例が腎不全に進行し，Merkelら[6]も20例中19例が維持透析になったと報告している．またLevyら[7]は，同じく半月体形成率50%以上でも，23%の患者で腎機能が回復していたと報告している．Walkerら[8]の報告では，半月体形成率85%未満では，11例中7例が腎機能回復したが，半月体形成率85%以上では11例中2例しか腎機能が回復しなかった．最近の報告でも，Alchiら[9]は2施設MPO-ANCA陽性の9例を含む43例の解析で，各腎組織変化にスコアをつけ検討しているが，腎予後予測に有用なのは，半月体形成率のみであり，臨床のパラメータでは乏尿が腎予後に関連していたと報告している．

わが国の2011年のガイドラインには「臨床的に高度の腎機能障害を有する例や乏尿ないし無尿の症例のなかでも，発症からの期間が短く病理組織学的にも線維性半月体や間質の線維化が軽度であれば腎機能の改善があるため，腎生検を施行して治療適応の是非を確認することが望ましい」と記されている[25]．一般的には，早期からの血漿交換療法，さらにシクロホスファミドを併用あるいは副腎皮質ステロイド単独治療を行い，維持療法として，Mycophenolate mofetil（MMF）やアザチオプリンも使用している．KDIGO では，治療前に透析が必要で，半月体形成率 100％で，肺胞出血がある場合では，シクロホスファミドと副腎皮質ステロイドのみならず，血漿交換療法併用を推奨している[28]．

◆ 引用文献

1. Bajema LM, et al. Kidney Int 1999；56：1751-8.
2. Vergunst CE, et al. Am J Kidney Dis 2003；41：532-8.
3. de Lind van Wijngaarden RA, et al. J Am Soc Nephrol 2006；17：2264-74.
4. Day CJ, et al. Am J Kidney Dis 2010；55：250-8.
5. Johnson JP, et al. Medicine（Baltimore）1985；64：219-27.
6. Merkel F, et al. Nephrol Dial Transplant 1994；9：372-6.
7. Levy JB, et al. Ann Intern Med 2001；134：1033-42.
8. Walker RG, et al. Q J Med 1985；54：75-89.
9. Alchi B, et al. Nephrol Dial Transplant 2015；30：814-21.
10. Jannette JC et al. Arthritis Rheum 2013；65：1-11.
11. Hauer HA, et al. Kidney Int 2002；62：1732-42.
12. de Lind van Wijngaarden RA, et al. J Am Soc Nephrol 2007；18：2189-97.
13. Bajema IM, et al. Nephrol Dial Transplant 1996；1989-95.
14. Joh K, et al. Clin Exp Nephrol 2008；12：277-91.
15. Berden AE. J Am Soc Nephrol 2010；21：1628-36.
16. Iwakiri T, et al. BMC Nephl 2013；14：125-34.
17. Chang D-Y, et al. Nephrol Dial Transplant 2012；27：2343-9.
18. Muso E, et al. Clin Exp Nephrol 2013；17：659-62.
19. Togashi M, et al. Mod Rheumatol 2014；24：300-3.
20. Bjorneklett RS, et al. Clin J Am Soc Nephrol 2016；11：2159-67.
21. Yamagata K, et al. Clin Exp Nephlrol 2019；23：387-94.
22. Hihorst M, et al. J Am Soc Nephrol 2010；24：1371-5.
23. Tanna A, et al. Nephrol Dail Transplant 2015；30：1185-92.
24. 有村義宏，他．ANCA 関連血管炎診療ガイドライン 2017 年：厚生労働省難治性疾患等政策研究事業．診断と治療社，2017.
25. 松尾清一，他．日腎会誌 2011；53：509-55.
26. 尾崎承一，他．ANCA 関連血管炎の診療ガイドライン．厚生労働省難治性疾患克服事業 2011.
27. Ford Sl, et al. Am J Kidney Dis 2014；63：227-35.
28. KDIGO Clinical Practice Guidline. Kidney Int 2012；Suppl 2：233-42.

6）RPGN の診断基準

前述のように，RPGN はわが国では「腎炎を示す尿所見を伴い数週から数カ月の経過で急速に腎不全が進行する症候群」と定義される．RPGN のためには，早期発見のための診断指針（**表 5**）と診断確定のための確定診断指針（**表 6**）の 2 つがある．

RPGN の確定診断として，①週単位の短期間に進行する腎機能低下，②腎炎性尿所見を基にした診療指針が示されている[1]．①では，3 カ月以内に 30％の eGFR の低下が目安となる．腎機能低下の確認には，問診や，紹介医以外の医療機関のデータなど直近の腎機能の情報を得るようにする．また画像による腎実質障害や萎縮の診断には腹部超音波検査や CT（しばしば造影は不可）検査で，皮質の輝度や皮髄境界の確認，皮質の厚さ，腎サイズの計測から画像上での CKD との鑑別を行う．一方，腎生検は，高齢者では血管炎の場合出血のリスクが高いことも

表 5　急速進行性糸球体腎炎早期発見のための診断指針

1）尿所見異常（主として血尿や蛋白尿，円柱尿）[注1]
2）eGFR＜60 mL/分/1.73 m²[注2]
3）CRP 高値や赤沈促進

上記 1）〜3）を認める場合，「RPGN の疑い」として，腎専門病院への受診を勧める．ただし，腎臓超音波検査が実施可能な施設では，腎皮質の萎縮がないことを確認する．なお，急性感染症の合併，慢性腎炎に伴う緩徐な腎機能障害が疑われる場合には，1〜2 週間以内に血清クレアチニンを再検し，eGFR を再計算する．
注 1：近年，健診などによる無症候性検尿異常を契機に発見される症例が増加している．最近出現した検尿異常については，腎機能が正常であっても RPGN の可能性を念頭に置く必要がある．
注 2：eGFR の計算は，わが国の eGFR 式を用いる．

（文献 1）より引用，一部改変）

表 6　急速進行性糸球体腎炎症候群確定診断指針

1）数週から数カ月の経過で急速に腎不全が進行する（病歴の聴取，過去の検診，その他の腎機能データを確認する）．3 カ月以内に 30％以上の eGFR の低下を目安とする．
2）血尿（多くは顕微鏡的血尿，稀に肉眼的血尿），蛋白尿，円柱尿などの腎炎性尿所見を認める．
3）過去の検査歴などがない場合や来院時無尿状態で尿所見が得られない場合は，臨床症候や腎臓超音波検査，CT などにより，腎のサイズ，腎皮質の厚さ，皮髄境界，尿路閉塞などのチェックにより，慢性腎不全との鑑別も含めて，総合的に判断する．

（文献 1）より引用）

十分考慮のうえで，熟練した専門医のもとで行う．

RPGN はさまざまな原因からなる疾患群であるが，しばしば進行した状態で発見されるため，予後改善のためには早期発見と早期からの専門医による適切な治療が必須となる．一般医家を含むすべての診療科で参考にできるよう，「RPGN 早期発見のための診断指針」が作成された（**表5**）．①尿異常，②腎機能低下，③全身炎症所見の3項目からなり，RPGN が疑われる場合は，1～2週以内に再検査を行うことを勧めている．検尿異常については，定期健診や人間ドックで偶然発見される例も増えているため，経年的観察で潜血陽性化や，沈渣で変形を伴う赤血球，さらに赤血球や白血球を伴う円柱尿の新たな出現時には，本疾患を念頭に置き，必要に応じて専門医への受診を勧めるとしている．一方，腎機能低下が明らかな場合は，腹部超音波検査により腎萎縮の有無をチェックすべきである．腎萎縮を認めない場合だけでなく，たとえ腎萎縮があったとしても腎機能低下が進行するときは CKD に RPGN が合併した可能性も考える必要がある．

7）RPGN をきたす代表的疾患の診断

RPGN はさまざまな要因により，一次性および二次性（全身性）に発症する．

以下，頻度の高い原発性血管炎を中心に，RPGN をきたす疾患の診断について記述する．ただし本診断基準の使用には，はじめに感染症や悪性腫瘍，膠原病などを除外することが重要である．また ANCA は血管炎以外にも，感染性心内膜炎などの感染症，SLE などの膠原病でも陽性を示すことがあることに注意が必要である．

1. 原発性血管炎の診断について

原発性血管炎は，病理学的には，フィブリノイド壊死を呈する壊死性血管炎である．1866年結節性動脈周囲炎（periarteritis nodosa）が初めて報告され[2]，その後，多発血管炎性肉芽腫症（granulomatosis with polyangiitis：GPA）（Wegener 肉芽腫症），顕微鏡的多発血管炎（microscopic polyangiitis：MPA），好酸球性多発血管炎性肉芽腫症（eosinophilic granulomatosis with polyangiitis：EGPA）（Churg-Strauss 症候群）がこれに加わった．

1990年に発表された米国リウマチ学会（ACR）分類基準[3]には，当時まだ疾患概念が確立されていなかった MPA や，診断に有用なマーカーである ANCA の記載がなかった．その後，1994年に Chapel Hill で開かれた国際会議（Chapel Hill Consensus Conference：CHCC）において，血管径と病理組織所見を中心に分類が行われ[4]，このなかで初めて MPA

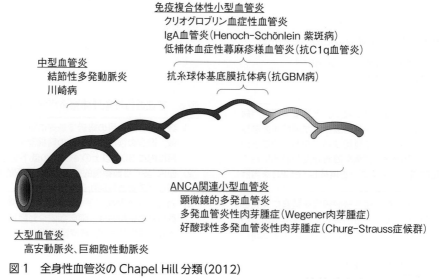

図1　全身性血管炎の Chapel Hill 分類（2012）

（文献5）を引用，一部改変）

表7　多発血管炎性肉芽腫症 (Wegener 肉芽腫症) の診断基準

---

1. 主要症状
  (1) 上気道 (E) の症状
    E：鼻 (膿性鼻漏，出血，鞍鼻)，眼 (眼痛，視力低下，眼球突出)，耳 (中耳炎)，口腔・咽頭痛 (潰瘍，嗄声，気道閉塞)
  (2) 肺 (L) の症状
    L：血痰，咳嗽，呼吸困難
  (3) 腎 (K) の症状
    血尿，蛋白尿，急速に進行する腎不全，浮腫，高血圧
  (4) 血管炎による症状
    ①全身症状：発熱 (38℃以上，2 週間以上)，体重減少 (6 カ月以内に 6 kg 以上)
    ②臓器症状：紫斑，多関節炎 (痛)，上強膜炎，多発性単神経炎，虚血性心疾患，消化管出血，胸膜炎

---

2. 主要組織所見
  ①E，L，K の巨細胞を伴う壊死性肉芽腫性炎
  ②免疫グロブリン沈着を伴わない壊死生半月体形成腎炎
  ③小・細動脈の壊死性肉芽腫性血管炎

---

3. 主要検査所見
  Proteinase 3 (PR 3) ANCA (蛍光抗体法で cytoplasmic pattern，C-ANCA) が高率に陽性を示す.

---

4. 判定
  ①確実 (definite)
    (a) 上気道 (E)，肺 (L)，腎 (K) のそれぞれ 1 臓器症状を含め主要症状の 3 項目以上を示す例
    (b) 上気道 (E)，肺 (L)，腎 (K)，血管炎による主要症状の 2 項目以上および，組織所見①，②，③の 1 項目以上を示す例
    (c) 上気道 (E)，肺 (L)，腎 (K)，血管炎による主要症状の 1 項目以上と組織所見①，②，③の 1 項目以上および C (PR-3) ANCA 陽性の例
  ②疑い (probable)
    (a) 上気道 (E)，肺 (L)，腎 (K)，血管炎による主要症状のうち 2 項目以上の症状を示す例
    (b) 上気道 (E)，肺 (L)，腎 (K)，血管炎による主要症状のいずれか 1 項目および，組織所見①，②，③の 1 項目を示す例
    (c) 上気道 (E)，肺 (L)，腎 (K)，血管炎による主要症状のいずれか 1 項目と C (PR-3) ANCA 陽性を示す例

---

5. 参考となる検査所見
  ①白血球，CRP の上昇
  ②BUN，血清クレアチニンの上昇

---

6. 鑑別診断
  ①E，L の他の原因による肉芽腫性疾患 (サルコイドーシスなど)
  ②ほかの血管炎症候群 (顕微鏡的多発血管炎，アレルギー性肉芽腫性血管炎，Churg-Strauss 症候群) など

---

7. 参考事項
  ①上気道 (E)，肺 (L)，腎 (K) のすべてが揃っている例は全身型，上気道 (E)，下気道 (L) のうち単数もしくは 2 つの臓器にとどまる例を限局型と呼ぶ.
  ②全身型は E，L，K の順に症状が発現することが多い.
  ③発症後しばらくすると，E，L の病変に黄色ぶどう球菌を主とする感染症を合併しやすい.
  ④E，L の肉芽腫による占拠性病変の診断に CT，MRI 検査が有用である.
  ⑤PR-3ANCA の力価は疾患活動性と平行しやすい.

(難治性血管炎分科会，1998 年より引用)

という疾患概念が提唱された. 高安動脈炎や巨細胞性動脈炎などを大型血管炎，結節性多発動脈炎や川崎病は中型血管炎，GPA/EGPA/MPA は小型血管炎として区別された. このうち，肉芽腫性病変のみられないものを MPA と定義し，GPA や EGPA と区別した. 2012 年の Chapel Hill 会議にて再改訂が行われ，MPA，GPA，EGPA の 3 疾患が ANCA 関連血管炎として分類された (図 1)[5].

2. わが国における原発性血管炎症候群の診断

わが国では 1998 年厚生労働省難治性血管炎研究班により ANCA を取り入れた各疾患の診断基準が作成されている[6]. これまで，同研究班による ANCA 関連血管炎前向き観察コホート研究 (RemIT-JAV)[7,8]，および同研究班と厚生労働省進行性腎障害に関する調査研究班が共同で行っている「ANCA 関連血管炎・RPGN の寛解導入治療の現状とその有効性と安全性に関する観察研究 (RemIT-

表 8　顕微鏡的多発血管炎の診断基準

【主要項目】
(1) 主要症候
　　①急速進行性糸球体腎炎
　　②肺出血，もしくは間質性肺炎
　　③腎・肺以外の臓器症状：紫斑，皮下出血，消化管出血，
　　　多発性単神経炎など

(2) 主要組織所見
　　細動脈・毛細血管・後毛細血管細静脈の壊死，血管周囲
　　の炎症性細胞浸潤

(3) 主要検査所見
　　①MPO-ANCA 陽性
　　②CRP 陽性
　　③蛋白尿・血尿，BUN，血清クレアチニン値の上昇
　　④胸部 X 線所見：浸潤陰影 (肺胞出血)，間質性肺炎

(4) 判定
　　①確実 (definite)
　　　(a) 主要症候の 2 項目以上を満たし，組織所見が陽性
　　　　　の例
　　　(b) 主要症候の①および②を含め 2 項目以上を満た
　　　　　し，MPO-ANCA が陽性の例
　　②疑い (probable)
　　　(a) 主要症候の 3 項目を満たす例
　　　(b) 主要症候の 1 項目と MPO-ANCA 陽性の例

(5) 鑑別診断
　　①結節性多発動脈炎
　　②Wegener 肉芽腫症
　　③アレルギー性肉芽腫性血管炎 (Churg-Strauss 症候群)
　　④川崎病血管炎
　　⑤膠原病 (全身性エリテマトーデス，関節リウマチなど)
　　⑥紫斑病血管炎

【参考事項】
(1) 主要症候の出現する 1～2 週間前に先行感染 (多くは上気
　　道感染) を認める例が多い.
(2) 主要症候①，②は約半数例で同時に，その他の例ではい
　　ずれか一方が先行する.
(3) 多くの例で MPO-ANCA の力価は疾患活動性と平行し
　　て変動する.
(4) 治療を早期に中止すると，再発する例がある.
(5) 除外項目の諸疾患は壊死性血管炎を呈するが，特徴的な
　　症候と検査所見から鑑別できる.

(難治性血管炎分科会，1998 年より引用)

表 9　アレルギー性肉芽腫性血管炎 (Churg-Strauss 症候
　　　群) 診断基準

1. 主要臨床所見
　(1) 気管支喘息あるいはアレルギー性鼻炎
　(2) 好酸球増加
　(3) 血管炎による症状 (発熱 38℃以上，2 週以上)，体重減少
　　　(6 カ月以内に 6 kg 以上)・多発性単神経炎，消化管出
　　　血，紫斑，多関節痛 (炎)，筋肉痛 (筋力低下)

2. 臨床経過の特徴
　主要所見 (1)，(2) が先行し，(3) が発症する

3. 主要組織所見
　(1) 周囲組織に著明な好酸球浸潤を伴う細小血管の肉芽腫
　　　性，またはフィブリノイド壊死性血管炎の存在
　(2) 血管外肉芽腫の存在

4. 判定
　(1) 確実 (definite)
　　(a) 主要臨床所見のうち気管支喘息あるいはアレルギー性
　　　　鼻炎，好酸球増加および血管炎による症状のそれぞれ
　　　　1 つ以上を示し，同時に，主要組織所見の 1 項目を満
　　　　たす場合 (アレルギー性肉芽腫性血管炎)
　　(b) 主要臨床所見 3 項目を満たし，臨床経過の特徴を示し
　　　　た場合 (Churg-Strauss 症候群)
　(2) 疑い (probable)
　　(a) 主要臨床所見 1 項目および主要組織所見の 1 項目を満
　　　　たす場合 (アレルギー性肉芽腫性血管炎)
　　(b) 主要臨床所見 3 項目を満たすが，臨床経過の特徴を示
　　　　さない場合 (Churg-Strauss 症候群)

5. 参考となる検査所見
　(1) 白血球増加 (1 万/μL)
　(2) 血小板数増加 (40 万/μL)
　(3) 血清 IgE 増加 (600 U/mL 以上)
　(4) MPO-ANCA 陽性
　(5) リウマトイド因子陽性
　(6) 肺浸潤陰影

(これら検査所見はすべての例に認められるとは限らない)

(難治性血管炎分科会，1998 年より引用)

いる[5]. 眼窩，副鼻腔，中耳などの上気道炎症を初発として，下気道および腎障害をきたす疾患である. 血液所見として，PR3-ANCA の陽性率が約 40～60%，一方，MPO-ANCA も約 30～60%と報告されている[8~10].

b) MPA の診断基準

　MPA は CHCC では小型血管に分類される疾患であり，大半の症例が ANCA 陽性を示すことから，1998 年にわが国の診断基準 (表8) において，PAN から分離・独立した疾患となった. この診断基準はわが国に多い MPO-ANCA 陽性を主要検査所見のなかに組み入れ，組織所見が得られなくとも臨床症候・検査所見のみで MPA と診断できる利点があ

JAV-RPGN)」により[9]，わが国の ANCA 関連血管炎の実態が明らかになりつつあり，診断基準の改訂に向けた準備が検討されている. 結節性多発動脈炎についても 2005 年に診断基準が作成されている.

a) GPA (Wegener 肉芽腫症) の診断基準 (表7)

　GPA は CHCC において小型血管炎に分類される疾患であり，「気道に起こる炎症性肉芽腫かつ小～中血管に起こる壊死性血管炎である」と定義されて

表 10　結節性多発動脈炎の診断基準

【主要項目】

(1) 主要症候
　①発熱(38℃以上，2週以上)と体重減少(6カ月以内に6 kg以上)
　②高血圧
　③急速に進行する腎不全，腎梗塞
　④脳出血，脳梗塞
　⑤心筋梗塞，虚血性心疾患，心膜炎，心不全
　⑥胸膜炎
　⑦消化管出血，腸閉塞
　⑧多発性単神経炎
　⑨皮下結節，皮膚潰瘍，壊疽，紫斑
　⑩多関節痛(炎)，筋痛(炎)，筋力低下

(2) 組織所見
　中・小動脈のフィブリノイド壊死性血管炎の存在

(3) 血管造影所見
　腹部大動脈分枝(特に腎内小動脈)の多発小動脈瘤と狭窄・閉塞

(4) 判定
　①確実(definite)
　　主要症候2項目以上と組織所見のある例
　②疑い(probable)
　　(a) 主要症候2項目以上と血管造影所見の存在する例
　　(b) 主要症候のうち①を含む6項目以上存在する例

(5) 参考となる検査所見
　①白血球増加(10,000/μL以上)
　②血小板増加(400,000/μL以上)
　③赤沈亢進
　④CRP強陽性

(6) 鑑別診断
　①顕微鏡的多発血管炎
　②ウェゲナー肉芽腫症
　③アレルギー性肉芽腫性血管炎
　④川崎病血管炎
　⑤膠原病(SLE，RAなど)
　⑥紫斑病血管炎

【参考事項】
(1) 組織学的にⅠ期変性期，Ⅱ期急性炎症期，Ⅲ期肉芽期，Ⅳ期瘢痕期の4つの病期に分類される．
(2) 臨床的にⅠ，Ⅱ病期は全身の血管の高度の炎症を反映する症候，Ⅲ，Ⅳ期病変は侵された臓器の虚血を反映する症候を呈する．
(3) 除外項目の諸疾患は壊死性血管炎を呈するが，特徴的な症候と検査所見から鑑別できる．

(難治性血管炎に関する調査研究班，2005年より引用)

る[12]．RPGNのみの腎限局型も少なくない．MPAの診断基準の主要検査項目には，MPAで高頻度にみられるMPO-ANCA陽性が挙げられているが，MPO-ANCA陽性のGPAや低頻度ながらPR3-ANCA陽性のMPAが存在することには注意が必要

である．

c) EGPA の診断基準(表9)

CHCC分類ではEGPAは「気道における好酸球を多数認める肉芽腫性炎症所見がある小～中型血管の壊死性血管炎で，喘息と好酸球増多症がみられる」と定義されている[5]．わが国での疫学調査で，約50％の患者でMPO-ANCAが陽性となる[8,11]．特徴的な臨床症状として気管支喘息とそれに続く好酸球の増多，さらには，多発単神経炎，呼吸器障害などが挙げられ，診断基準の主要症候に含まれている．

d) PAN の診断基準(表10)

結節性多発動脈炎(polyarteritis nodosa：PAN)は病理学的に中型血管炎を主とした壊死性血管炎で，通常ANCAは陰性である．原因が明らかでない特発性とB型肝炎ウイルス感染に関連したPANに分けられる．発熱をはじめとした全身症状と，末梢神経や関節，消化器，腎などに多様な臓器障害を引き起こす．

3. 欧米における原発性血管炎の診断について

ACR[3]/CHCC[4]の分類基準では，病理組織が得られない場合に分類できないという問題が生じていた．このような背景から，2007年，Wattsら[12]は疫学研究への適用を目的として，原発性全身性血管炎の臨床診断(表11)に続いて，ACR/CHCCの分類基準，血管炎代用マーカー(表12)，およびANCA所見を利用し，ANCA関連血管炎3疾患(GPA/EGPA/MPA)と古典的PANを段階的に分類するアルゴリズムを提唱し，European Medicines Agency(EMEA)algorithmとして広く用いられている(図2)．2008年からは，EULARとACRを中心に新しい血管炎の概念・定義，分類基準，診断基準の作成が始まっており，現在，「新たな分類に則った症例の鑑別(分類)の確認研究(Diagnostic and Classification Criteria for Primary Systemic Vasculitis：DCVAS)」が日本も参画して国際的に進んでいる．

4. そのほかの RPGN を二次性にきたす疾患の診断について

RPGNをきたす疾患として原発性血管炎以外にも，抗GBM病，SLE，IgA血管炎，クリオグロブリン血症，悪性腫瘍，感染症，薬剤性腎障害がある(第Ⅰ章 表2)．原発性血管炎よりも低頻度ではあ

表 11　原発性全身性血管炎：エントリー基準と病態定義

原発性全身性血管炎 (ANCA 関連血管炎あるいは結節性多発血管炎) の臨床診断を行う．可能であれば少なくとも 3 カ月は観察を継続する．診断時年齢は 16 歳以上である．以下の 3 つの項目 (A，B，C) をすべて満たすものを原発性全身性血管炎と定義する．

(A)　症候が ANCA 関連血管炎または結節性多発動脈炎に特徴的であるか，あるいは矛盾しないこと
　　　組織学的に血管炎が証明されていれば症状や徴候は矛盾しないものであればよい．組織学的証明がない場合は症状や徴候は特徴的なものでなければならない．

(B)　以下の項目のうち少なくとも 1 つを満足すること
1.　組織学的に診断された血管炎または肉芽腫性病変
　　　血管炎には壊死性糸球体腎炎が含まれる．肉芽腫性病変は米国リウマチ学会 (ACR) の Wegener 肉芽腫症分類基準で定義されているものとする：血管壁あるいは動脈・細動脈の血管周囲と血管外領域での肉芽腫性炎症所見．
2.　ANCA 陽性
　　　MPO-ANCA または PR3-ANCA が陽性である (ELISA 測定ができない施設では間接蛍光抗体法による ANCA 陽性でもよい)．
3.　血管炎および肉芽腫症が強く示唆される以下の特異的な検査所見
　　　・神経生理学的検査による多発単神経炎
　　　・血管造影 (MR 血管画像または腹腔内血管造影) による結節性多発動脈炎所見
　　　・頭頸部と胸部の CT または MRI による眼窩後部と気管病変
4.　好酸球増多 (＞10％または＞1.5×10^9/L)

(C)　病状を説明する他の疾患のないこと．特に以下の疾患を除外できる
1.　悪性腫瘍
2.　感染症 (B 型・C 型肝炎感染，HIV，結核，亜急性心内膜炎)
3.　薬剤性血管炎 (ヒドララジン，プロピルチオウラシル，アロプリノールを含む)
4.　二次性血管炎 (関節リウマチ，SLE，シェーグレン症候群，結合組織病)
5.　ベーチェット病，高安大動脈炎，巨細胞性動脈炎，川崎病，本態性クリオグロブリン血症，ヘノッホ・シェーンライン紫斑病，抗 GBM 抗体関連疾患)
6.　血管炎類似疾患 (コレステロール塞栓症，calciphylaxis，劇症型抗リン脂質抗体症候群，心房粘液腫)
7.　サルコイドーシス

(補足) 腎あるいは皮膚生検組織の IgA 沈着はシェーンライン・ヘノッホ紫斑病を，また抗 GBM 抗体の検出はグッドパスチャー症候群を疑う所見である．しかし，IgA 組織沈着と抗 GBM 抗体は ANCA 関連血管炎でも認めることがあり，シェーンライン・ヘノッホ紫斑病とグッドパスチャー症候群の除外は個々の医師が判断する．

(文献 12) より引用)

表 12　血管炎の代用マーカー

血管炎	代用マーカー
Wegener 肉芽腫症 (上・下気道の肉芽腫性炎症)	1.　胸部 X 線検査で 1 カ月を超えて存在する固定性肺浸潤，結節あるいは空洞 (感染症や悪性腫瘍が除外されること) 2.　気管支狭窄 3.　1 カ月を超える血清鼻汁と鼻垢，あるいは鼻の潰瘍 4.　3 カ月を超える慢性副鼻腔炎，中耳炎あるいは乳様突起炎 5.　眼窩後部の腫瘤あるいは炎症 (偽腫瘍) 6.　声門下狭窄 7.　鞍鼻または破壊性副鼻腔疾患
腎血管炎 (糸球体腎炎)	1.　10％を超える変形赤血球または赤血球円柱を伴う血尿 2.　検尿検査で 2+ 以上の血尿と蛋白尿
肺血管炎 (肺胞出血および間質性肺炎)	1.　血痰，喀血あるいは気管支鏡検査で確認された肺胞出血 2.　胸部 X 線あるいは CT 検査により診断された間質性肺炎 (感染症や薬剤性肺障害などのほかの原因による間質性肺炎，間質性肺病変が除外されること)

(文献 12) より引用)

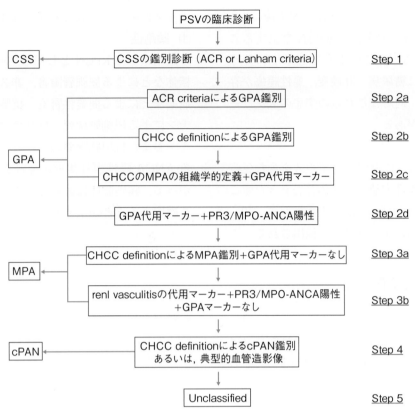

図2　原発性全身性血管炎分類アルゴリズム（EMEA　vasculitis classification algorithm）：ANCA 関連血管炎および結節性多発血管炎
PSV：primary systemic vasculitis, ACR：American College of Rheumatology, CHCC：Chapel Hill Consensus Conference, CSS：Churg-Strauss syndrome, cPAN：classic polyarteritis nodosa, MPO：myeloperoxidase, PR3：proteinase 3
（文献12）を引用，一部改変）

るが，まずこれらの二次性疾患を鑑別診断に挙げることが重要である．

a）悪性腫瘍

RPGN と悪性腫瘍との合併症例では，膜性増殖性糸球体腎炎などの糸球体疾患，アミロイドーシス，播種性血管内凝固，悪性腫瘍の浸潤，薬剤や高カルシウム血症による腎障害などさまざまな原因との鑑別が必要である．また，英国において ANCA 関連血管炎が悪性腫瘍の罹患リスクとなるという研究がある[13]．わが国でも ANCA 関連血管炎患者の悪性腫瘍罹患率が健常人よりも高値であると報告されている[14]ため，ANCA 関連血管炎患者では悪性腫瘍のスクリーニングを必ず行う．

b）感染症

溶連菌感染後急性糸球体腎炎は 95％が数週間で自然寛解するが，約 1％は RPGN の経過をとるとの報告がある[15]．

感染性心内膜炎では，塞栓や膿瘍だけでなく半月体形成を伴う管内増殖性腎炎をきたし，RPGN の経過をとることがある．この腎炎の発症には，黄色ブドウ球菌（*Staphylococcus aureus*）や緑色連鎖球菌（Streptococcus viridans）などの細菌抗原と免疫複合体が関与していると考えられているが，ときに PR3-ANCA 陽性となることが知られている．

脳室腹腔シャントなどのシャント留置に伴い，血尿，蛋白尿，腎機能障害をきたすことがある．このようなシャント腎炎は，免疫グロブリン沈着を伴うメサンギウム増殖性腎炎や膜性増殖性糸球体腎炎の組織像を呈し，細菌抗原に対する免疫反応が主因と考えられている．ときに PR3-ANCA 陽性となることがある[16]．

黄色ブドウ球菌感染症，特にメチシリン耐性黄色ブドウ球菌（methicillin-resistant *Staphylococcus aureus*：MRSA）感染症による腎炎として，黄色ブド

ウ球菌もしくはMRSAの感染中または感染後に，ネフローゼレベルの蛋白尿を伴うRPGNを呈することが報告されている[17]．このような感染症に伴うRPGNでは，背景に糖尿病，肝硬変，悪性腫瘍が存在することが多く，同時にこれらの疾患のスクリーニングを行う必要がある．

c) C型肝炎

C型肝炎感染では，C型肝炎ウイルスを含む免疫複合体などによる膜性増殖性糸球体腎炎をきたすことがあり，ときにRPGNの臨床経過を示す．50～70%の症例で，クリオグロブリンが検出される．ウ

イルス血症と蛋白尿との間に関連が認められる．

d) 薬剤性

薬剤によるRPGNとしては，抗菌薬ではアミノ配糖体などによる尿細管障害，非ステロイド性消炎鎮痛薬などによる間質性腎炎，抗腫瘍薬ではシスプラチンによる尿細管壊死，抗リウマチ薬ではペニシラミンおよび抗甲状腺薬のプロピルチオウラシルによるANCA陽性半月体形成性腎炎などがある．したがって，鑑別診断においてはこれらの薬剤の服用歴を聴取することが重要である．

8) RPGNの重症度分類

重症度分類としては，血清クレアチニン(Cr)値，年齢，肺病変の有無，血清CRP値の4項目をスコア化した重症度分類が提唱されている(**表13**)[1]．その後の検討で，この重症度分類が腎予後や生命予後をよく予測することが報告されている[9]．

表13 臨床所見のスコア化による重症度分類(初期治療時および再発時用)

スコア	血清クレアチニン (mg/dL)*	年齢 (歳)	肺病変の有無	血清CRP (mg/dL)*
0	[Cr] <3	<60	無	<2.6
1	3≦[Cr] <6	60～69		2.6～10
2	6≦[Cr]	≧70	有	>10
3	透析療法			

臨床重症度	総スコア
Grade Ⅰ	0～2
Grade Ⅱ	3～5
Grade Ⅲ	6～7
Grade Ⅳ	8～9

注) 肺病変には，肺胞出血，間質性肺炎，肺結節影，肺浸潤影を含む．
*初期治療時の測定値

(文献1)より引用)

◆ 参考文献

1. 急速進行性糸球体腎炎診療指針作成合同委員会．急速進行性腎炎症候群の診療指針第2版．日腎会誌 2011；53：509-555.
2. Kussmaul A, et al. Dtsh Archiv Klin Med 1866；1：484-518.
3. Leavitt RY, et al. Arthritis Rheum 1990；33：1101-7.
4. Jennette JC, et al. Arthritis Rheum 1994；37：187-92.
5. Jannette JC, et al. Arthritis Rheum 2013；65：1-11.
6. 吉田雅治，他．中・小型血管炎の臨床に関する小委員会報告 厚生省特定疾患免疫疾患調査研究班難治性血管炎分科会平成10年度報告書．1999；239-46.
7. 山村昌弘，他．ANCA関連血管炎前向き観察コホート研究，厚生労働科学研究費補助金(難治性疾患克服研究事業)平成20年度研究終了報告書．2009；77-102.
8. Sada K, et al. Arthritis Res Ther 2014；16：R101.
9. Sada K, et al. Mod Rheumatol 2016；26：730-7.
10. Koyama A, et al. Clin Exp Nephrol 2009；13：633-50.
11. 天野宏一．厚生労働科学研究費補助金難治性血管炎に関する調査研究平成21年度総括・分担研究報告書．2010；98-9.
12. Watts R, et al. Ann Rheum Dis 2007；66：222-7.
13. Pankhurst T, et al. Rheumatology (Oxford) 2004；43：1532-5.
14. 軽部美穂，他．Annual Review 腎臓 2007．中外医学社，2007；69-75.
15. Naicker S, et al. Semin Immunopathol 2007；29：397-414.
16. Iwata Y, et al. Am J Kidney Dis 2004；43：e11-6.
17. Koyama A, et al. Kidney Int 1995；47：207-16.

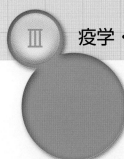

発症率，有病率，生命予後，腎予後

要約

　RPGN は比較的稀な疾患・症候群であるが，わが国での患者数は増加傾向にある．わが国，諸外国ともに RPGN の正確な発症率，有病率は明らかにされていないが，近年の全国アンケート調査の結果，わが国の RPGN による新規受療者は約 2,700～2,900 例と推定されている．2006 年度までに集積された 1,772 例の全国アンケート調査に基づくわが国の RPGN の特徴を列挙すると，最も多い病型は pauci-immune 型の一次性半月体形成性糸球体腎炎であり，次いで顕微鏡的多発血管炎（MPA）である．発症時年齢は近年になるほど高齢化している．また，RPGN 全体，抗好中球細胞質抗体（ANCA）陽性 RPGN の生命予後は経年的に改善傾向にあるが，一方で近年腎予後の改善がみられていない．また，抗 GBM 抗体型 RPGN の腎予後は調査期間を通してきわめて不良である．RPGN の主たる死因は調査期間を通して感染症である．

1）疫学（発症率，有病率，年次推移，発症年齢，原疾患の割合など）

　RPGN の原疾患はさまざまであり，症例集団ごとに疫学データが提示されている．腎疾患のうちで RPGN は比較的稀な疾患・症候群であるが，2000 年代よりわが国での患者数の増加が報告されており，厚生労働省難治性腎疾患に関する調査研究班の調査によると 2017 年度の日本腎臓学会研修施設全体の新規受療患者は約 2,700～2,900 例と推定されている[1]．また，日本腎臓学会および当調査研究班主導で実施している日本腎臓病総合レジストリー（J-RBR/J-KDR）の登録では，2009 年および 2010 年の腎生検登録症例 7,034 例のうち RPGN は 492 例（7.0％）を占めている[2]．そして，2017 年までの全登録症例 32,453 例のうち RPGN は 2,143 例，6.6％を占めていた[3]．また日本透析医学会が実施している慢性透析導入患者数の検討によると，わが国で RPGN を原疾患とする透析導入患者数は 1994 年の 145 例から 2017 年の 630 例と約 4.3 倍に増加しており，5 番

目に多い透析導入原疾患である[4]．ANCA 関連血管炎の症例集団においては，ANCA 関連血管炎・RPGN の前向き研究（RemITJAV-RPGN 研究）に登録（2011～2014 年）された ANCA 関連血管炎 321 例のうち 171 例（53.3％），MPA/腎限局型血管炎 198 例

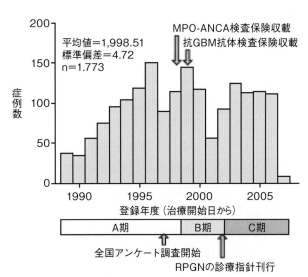

図 1　厚生労働省調査研究班による RPGN 症例集積状況（文献 9）より引用）

表1 わが国の RPGN の臨床病型，男女比，発症時年齢の推移

	1998 年以前 (A 期)				1999～2001 年 (B 期)				2002 年以降 (C 期)			
	男女比	発症年齢(歳)			男女比	発症年齢(歳)			男女比	発症年齢(歳)		
		平均値	標準偏差	範囲		平均値	標準偏差	範囲		平均値	標準偏差	範囲
一次性												
半月体形成性糸球体腎炎												
抗 GBM 抗体型半月体形成性腎炎	1:1.05	52.05	16.51	10~79	1:1.22	54.83	18.82	19~83	1:1.44	61.59	18.34	11~77
免疫複合体型半月体形成性糸球体腎炎	1:0.86	54.27	18.66	14~77	1:0.50	70.00	9.09	60~82	1:1.00	51.50	24.82	11~75
Pauci-immune 型半月体形成性糸球体腎炎	1:1.24	61.85	14.95	6~88	1:0.84	64.98	14.13	13~91	1:1.00	67.28	13.12	1~92
混合型半月体形成性糸球体腎炎	1:1.25	60.84	15.61	6~82	1:0.84	64.80	9.20	50~73	1:1.33	51.29	26.24	8~72
分類不能な一次性半月体形成性糸球体腎炎	1:0.44	56.62	23.92	8~84	0:1.00	73.00	14.00	59~87	1:1.00	63.36	15.29	29~81
半月体形成を伴う糸球体腎炎												
膜性増殖性糸球体腎炎	1:0.29	50.56	26.50	6~75	1:0.00	71.50	6.50	65~78	1:0.00	74.75	1.30	73~76
膜性腎症	1:1.00	59.00	3.00	56~62	1:1.00	41.00	27.00	14~68	1:0.00	21.00	0.00	21~21
IgA 腎症	1:0.41	40.32	19.38	8~75	1:0.29	56.11	14.39	31~77	1:0.33	42.78	26.03	8~78
非 IgA 型メサンギウム増殖性糸球体腎炎	1:2.00	53.75	14.15	30~65	1:1.00	40.00	30.00	10~70	1:0.00	64.00	1.00	63~65
その他の一次性糸球体腎炎	1:0.00	60.50	3.50	57~64					0:1.00	3.00	0.00	3~3
全身性												
抗 GBM 病	1:1.33	54.36	15.46	23~76	1:0.67	62.20	9.43	45~72	1:0.33	70.88	10.64	57~93
全身性エリテマトーデス	1:1.94	35.84	14.55	13~72	0:1.00	55.80	11.03	44~75	1:1.75	46.73	19.04	15~75
多発血管炎性肉芽腫症	1:0.69	46.68	17.36	16~85	1:0.50	57.11	12.15	77~32	1:0.75	55.71	18.21	14~80
顕微鏡的多発血管炎	1:1.13	64.60	11.98	7~87	1:1.52	65.14	16.08	5~91	1:1.02	68.77	12.00	7~88
その他の壊死性血管炎	1:1.00	60.67	9.83	75~47	1:4.00	52.00	21.42	14~79	1:0.33	69.25	14.55	46~83
IgA 血管炎	1:0.80	45.83	19.98	11~75	1:4.00	39.40	24.30	11~77	1:0.63	52.33	28.35	5~82
クリオグロブリン血症性血管炎	1:4.00	60.00	9.06	51~77	1:2.00	58.00	12.19	47~75	1:1.00	56.75	23.25	17~74
関節リウマチ	1:2.00	58.33	13.25	22~77	0:2.00	63.50	10.50	58~79	0:1.00	64.50	7.40	52~70
悪性腫瘍	1:0.00	62.50	3.50	59~66	1:1.00	59.00	0.00	59~59				
その他の全身性疾患	1:2.67	41.00	21.80	3~72	1:8.00	54.22	13.02	20~67	1:3.50	62.22	9.35	47~75
感染症												
溶連菌感染後糸球体腎炎	1:0.33	42.38	23.53	7~84	0:1.00	76.50	4.50	72~81				
感染性心内膜炎, シャント腎炎	1:0.00	73.00	0.00	73~73	1:1.00	32.50	16.50	16~49	1:2.00	47.33	17.75	31~72
C 型肝炎ウイルス	1:0.00	68.00	0.00	68~68	1:0.00	71.00	0.00	71~71				
その他	1:0.08	54.92	15.95	25~78	1:0.00	60.50	9.50	51~70	1:0.25	63.60	8.14	54~72
薬剤性	1:2.50	54.29	13.20	36~77	0:1.00	64.00	0.00	64~64	1:0.00	80.00	1.00	79~81
その他	1:2.50	43.29	21.36	2~78	1:0.00	64.00	0.00	64~64	1:0.80	51.78	28.01	2~78
不明	1:1.55	59.89	20.82	5~83	1:1.00	66.64	10.41	56~91	1:2.36	64.03	16.20	4~80
全体	1:1.06	57.47	17.96	2~88	1:1.11	62.80	15.93	5~91	1:1.06	64.72	16.56	1~93

GBM：glomerular basement membrane

(文献 9，10)より引用，一部改変)

のうち 144 例(72.7%)が RPGN を呈していた[5]．一方，諸外国の腎生検レジストリーの報告(スペイン，スコットランド)によると RPGN の疾患群が設けられておらず正確な発症率や有病率は明らかではない[6,7]．英国における 1986～1996 年の pauci-immune 型 RPGN の発症率は人口 100 万人当たり 3.9 例との報告がある[8]．

より詳細な経年的な疫学情報として進行性腎障害に関する調査研究班の実施した RPGN の全国アンケート調査が存在する．本アンケート調査は 2006 年度までに 1,772 例の RPGN 症例を収集，解析している[9,10]．**図 1** は症例集積の年度別推移である．診療の変化として，アンケート調査を開始した 1989 年より血清 MPO-ANCA 検査が保険収載され，次いで 1999 年 8 月に抗 GBM 抗体検査が保険収載され，わが国の RPGN の血清診断検査がより一般的に施行可能となっている．RPGN の診療指針初版の概略の公表前(1998 年以前：A 期)，診療指針を公表して意見集約を行っていた期間(1999～2001 年：B 期)，診療指針を刊行後(2002～2008 年：C 期)の各期の

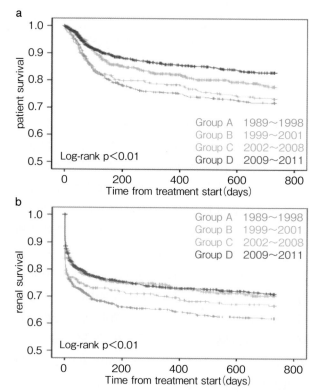

図 2 RPGN 全国アンケート：生命予後・腎予後の時代的変遷(文献 11)より引用)

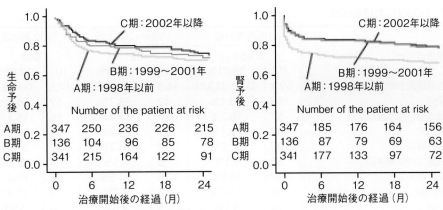

図3　ANCA 陽性 RPGN の予後の推移(文献9，12)より引用)

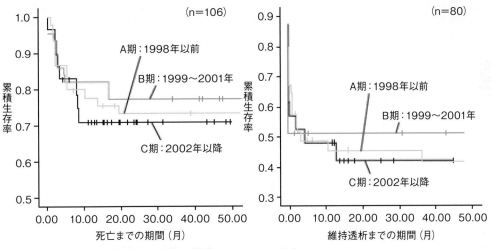

図4　抗 GBM 抗体型 RPGN の予後の推移(文献9)より引用)

RPGN の病型は，Ⅱ診断の表7(p25)を参照してほしい．各病型の頻度は期間ごとに大きな差はなく，最も多い病型は ANCA 関連 RPGN に該当すると思われる pauci-immune 型の一次性半月体形成性糸球体腎炎であり，次いで MPA であった．男女比は女性が若干多く，発症時年齢は各病型とも A 期から C 期に近年になるほど高齢化している．一方，各期とも各病型において小児，若年者での発症もみられている(**表1**)[9,10]．

2) 予後(生命予後，腎予後，これらの推移)

　RPGN の全国アンケート調査の集計・解析結果からわが国の RPGN の生命予後，腎予後およびその経年推移が明らかとなっている[9~11]．RPGN 全体の生命予後，腎予後を**図2**に示す．生命予後，腎予後とも改善がみられ，6 カ月，24 カ月生命予後は A 期の 77.5％，70.5％から C 期では 88.6％，84.4％まで改善し，さらに D 期(2009 年以降の症例)では 90.6％，86.0％まで改善した[11]．一方，6 カ月，24 カ月腎予後は 1998 年以前に治療された A 期の 68.4％，64.9％から 2003 年以降に治療された C 期では 81.4％，79.2％まで改善したものの，D 期では 79.0％，75.6％にとどまっている[11]．A 期から C 期までの ANCA 陽性 RPGN における検討では，全体での B 期から C 期で腎予後の改善がとどまっているものの(**図3**)，高度腎不全を呈した症例群においては A 期から C 期を通して腎予後は改善傾向にある[10,12]．一方，抗 GBM 抗体型 RPGN は生命予後の若干の改善は認め

表 2　RPGN における死因

	1998 年以前		1999〜2001 年		2002 年以降	
対象患者数 (例)	884		321		568	
死亡患者総数 (例) (%)	351	39.71%	110	34.27%	102	17.96%
平均経過観察期間 (月) 〔範囲 (月)〕	59.4	(0.0〜213.6)	36.8	(0.0〜98.8)	17.5	(0〜59.2)
感染症	169	48.1%	42	38.2%	57	55.9%
播種性血管内凝固症候群	57	16.2%	18	16.4%	16	15.7%
呼吸不全	102	29.1%	27	24.5%	25	24.5%
感染性肺炎	109	31.1%	20	18.2%	28	27.5%
原疾患に伴う肺病変	32	9.1%	5	4.5%	4	3.9%
間質性肺炎	37	10.5%	16	14.5%	20	19.6%
肺胞出血	48	13.7%	8	7.3%	12	11.8%
脳出血	18	5.1%	5	4.5%	4	3.9%
くも膜下出血	4	1.1%	1	0.9%	2	2.0%
うっ血性心不全	35	10.0%	14	12.7%	6	5.9%
急性心筋梗塞	3	0.9%	6	5.5%	1	1.0%
消化管出血	33	9.4%	15	13.6%	7	6.9%
多臓器不全	36	10.3%	17	15.5%	12	11.8%
その他	17	4.8%	27	24.5%	16	15.7%

(文献 9, 10)より引用)

るものの，腎予後は調査期間を通してきわめて不良である(**図 4**)[9]．RPGN 患者の死亡原因は従来から感染症によるものが主体であるが，近年の治療法の進歩にもかかわらずその傾向に変化はみられず，C 期においても死因の 55.9% が感染症である(**表 2**)[9,10]．一方，諸外国における近年の RPGN の予後を扱った報告は限られている．大規模なものではイギリスにおける 1983〜2002 年の pauci-immune 型壊死性糸球体腎炎 390 例の報告がある[13]．平均観察期間 166 週で，1，5 年生存率は各 77%，60%，1，5 年腎生存率は各 86%，82% である．

◆ 引用文献

1. 旭　浩一, 他. 腎臓領域指定難病 2017 年度新規受療患者数：全国アンケート調査. 厚生労働科学研究費補助金難治性疾患等政策研究事業(難治性疾患政策研究事業)難治性腎疾患に関する調査研究　平成 30 年度分担研究報告書. 2019.
2. Sugiyama H, et al. Clin Exp Nephrol 2013；17：155-73.
3. 山縣邦弘, 他. 急速進行性糸球体腎炎ワーキンググループ. 厚生労働科学研究費補助金難治性疾患等政策研究事業(難治性疾患政策研究事業)難治性腎疾患に関する調査研究　平成 30 年度分担研究報告書. 2019.
4. 日本透析医学会統計調査委員会. わが国の慢性透析療法の現況(2017 年 12 月 31 日現在). 日本透析医学会ホームページ(http://www.jsdt.or.jp)
5. Sada KE, et al. Mod Rheumatol 2016；26：730-7.
6. Yuste C, et al. Sci Rep 2016；6：19732.
7. McQuarrie EP, et al. Nephrol Dial Transplant 2009；24：1524-8.
8. Hedger N, et al. Nephrol Dial Transplant 2000；15：1593-9.
9. 松尾清一, 他. 日腎会誌 2011；53：509-55.
10. Koyama A, et al. Clin Exp Nephrol 2009；13：633-50.
11. Yamagata K, et al. Clin Exp Nephrol 2019；23：573-5.
12. Yamagata K, et al. Clin Exp Nephrol 2012；16：580-8.
13. Day CJ, et al. Am J Kidney Dis 2010；55：250-8.

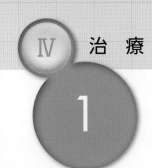

Ⅳ 治 療

1 ANCA関連腎炎と抗GBM抗体型糸球体腎炎の治療：総論

1) ANCA 関連腎炎の治療

要約

　ANCA 関連血管炎(AAV)に伴う RPGN の治療には，腎機能障害への配慮が必要となるが，透析症例であっても先ずは AAV の鎮静化をはかる積極的な治療が薦められる.

　初期治療には副腎皮質ステロイド薬と可能な限り免疫抑制薬特にシクロホスファミド(CY)の静注療法やリツキシマブ(RTX)の併用が薦められる. 一方 RPGN であることや年齢などを考慮して，ときには副腎皮質ステロイド単独治療の選択や CY では減量が必要である. 補助療法として重篤な腎機能低下進行時には血漿交換療法の併用を考慮する. また初期治療時の感染症の併発は生命予後を規定する要因であり，免疫グロブリン大量療法も考慮され，感染症予防薬の長期併用も必須である. 初期治療の進歩による生命予後の改善で寛解維持療法の継続が一般的となったが，それには副腎皮質ステロイド単独や RTX の併用が推奨される. 初期治療や寛解維持療法でも，副腎皮質ステロイドの減量を従来よりも速やかに行うことの利点が示されてきている.

1. 初期治療
A　副腎皮質ステロイド

　初期治療の根幹をなす治療薬であり，その投与は必須であるが，単独で十分であるかどうか，投与法は経口か経静脈(パルス療法)か，また減量のスピードの妥当性などが問題となる.

a) 副腎皮質ステロイドの有用性

　これまで，ANCA 関連 RPGN を対象とし，副腎皮質ステロイド使用群と非使用群を直接比較した RCT は見当たらない. しかしながら，ANCA 関連血管炎を含む血管炎において，古くから副腎皮質ステロイドの有効性が認識され，初期治療として使用されてきた.

　血管炎に対する副腎皮質ステロイドの有効性を指摘したのは 1967 年 Frohnert らの報告にさかのぼる[1]. 彼らは，結節性動脈周囲炎 150 例について無

治療群と副腎皮質ステロイド使用群を比較し，生存率，腎機能，尿所見いずれも後者がより良好であることを示した. RPGN を対象としたものとしては，1979 年 Bolton らの報告がある[2]. 彼らは，pauci-immune 型，抗 GBM 抗体型，免疫複合体沈着型を含む9例の RPGN にステロイドパルス療法と経口副腎皮質ステロイド投与を行い6例で腎機能の改善を認めた. 1982 年 Couser は，この報告を含む 58 例の RPGN 症例(うち 38 例が特発性 RPGN)を検討，副腎皮質ステロイド薬により 45 例(78%)で腎機能の改善を認めている[3]. わが国では，厚生労働省進行性腎障害 RPGN 分科会の全国アンケート調査があり，副腎皮質ステロイドを含む治療により 24 カ月の時点で 70% 以上の腎生存率を観察している[4]〔Ⅲ疫学・予後　2)予後(生命予後，腎予後，これらの推移)参照〕. 以上のように，直接の比較試験はないも

のの，RPGN の多くは未治療では腎生存を期待できないことから，ANCA 関連 RPGN に対する副腎皮質ステロイド療法の有効性は疑いない．

b) 副腎皮質ステロイド単独療法

ANCA 関連 RPGN に対する初期治療として，中等量以上の副腎皮質ステロイド単独療法は，腎予後・生命予後を改善する．しかし，免疫抑制薬との併用療法がより有効であるため，副腎皮質ステロイド単独療法は，免疫抑制薬の併用が好ましくない場合に，これを提案している[5]．

i) 海外のエビデンスとガイドライン・リコメンデーション

欧米では ANCA 関連 RPGN に対する初期療法は，副腎皮質ステロイドと免疫抑制薬の併用が原則であり，これまで副腎皮質ステロイド使用群と非使用群を直接比較した RCT は見当たらない．

ii) わが国の状況とガイドライン

わが国の ANCA 関連 RPGN では感染症による死亡が多くみられたことから，2002 年の RPGN の診療指針より，高齢者や透析施行患者では，まず副腎皮質ステロイド単独治療を施行する治療アルゴリズムが示され，これにより死亡率の改善が得られている．一方で腎生存率の改善のためには，シクロホスファミド(CY)の使用が有用であるとの成績が示されている．これらを加味し，副腎皮質ステロイド単独治療は，RPGN の回復が期待できるか全身の血管炎症状が強いため積極的治療の適応があり，かつ免疫抑制薬の使用が好ましくない以下の場合に考慮する．

①感染症が存在するか，その存在が否定できず，免疫抑制薬の併用により重篤な感染症リスクがより高まると考えられる症例．
②透析患者．
③高齢者(特に 70 歳以上)．
④白血球減少・肝機能障害など，免疫抑制薬の禁忌事項がある症例．

最終的には，感染症の種類と程度，年齢などを考慮し，副腎皮質ステロイド単独治療の有益性がこれを用いない場合よりも大きいと予想される場合にの

み投与する．RPGN 診療ガイドライン 2020 では，リスクの高い高齢者や透析導入後，腎外病変が軽微な場合などでは，CS 単独または無治療も考慮するよう，アルゴリズムの中でも注意を促している．

c) 静注パルス療法の併用

ANCA 関連 RPGN においては，腎炎の進行が速く早期に効果を得たい場合，あるいは肺出血などの重篤な全身合併症を伴う場合に，経口副腎皮質ステロイド投与に静注ステロイドパルス療法の追加を考慮する[5]．

i) 海外のエビデンスとガイドライン・リコメンデーション

経口副腎皮質ステロイドにステロイドパルス療法を追加することの意義に関して，ANCA 関連腎炎を含む pauci-immune 型 RPGN を対象とした RCT は存在しない[6]．

Adu らはプレドニゾロンおよび CY 両者の点滴パルス療法と経口投与を比較し同等の効果を示しているが，副腎皮質ステロイド単独の投与方法による比較とはいえない[7]．Bolton らは，pauci-immune 型 RPGN および血管炎症例に対し，経口プレドニゾロン単独治療(5 例)では改善率 40%で透析離脱例はなかったのに対し，メチルプレドニゾロンによる静注ステロイドパルス療法(25 例)では 80%で改善，74%が透析を離脱したと報告している[8]．Jayne らは，血清 Cr 濃度 5.8 mg/dL 以上の ANCA 陽性の半月体形成性 RPGN 患者を対象に，経口プレドニゾロン(1 mg/kg/日)と経口 CY を基本治療として，血漿交換療法併用群と静注ステロイドパルス療法併用群の比較試験を行い，腎予後改善効果は血漿交換併用群がやや優れることを報告した[9]．ただし，ステロイドパルス療法と血漿交換療法の両者を併用することで，腎予後のさらなる改善が得られるかは明らかではない．

ii) わが国の状況とガイドライン

一般に，静注ステロイドパルス療法は経口薬に比べて短期間で強い免疫抑制効果および抗炎症効果が期待できる．わが国の RPGN の診療指針では，2002 年の初版[10]より，高齢者(70 歳以上)または透析患者

表1 免疫抑制薬併用時における副腎皮質ステロイド薬
の減量法

治療開始からの期間 (週)	PSL (mg/kg/日)	体重 60 kg の場合 (mg/日)
0	1	60
1	0.75	45
2	0.5	30
3	0.4	25
4	0.4	25
6	0.33	20
8	0.25	15
PSL (mg/日)		
12	15	15
16	12.5	12.5
6 カ月	10	10
12〜15 カ月	7.5	7.5
15〜18 カ月	5	5

(BSR and BHPR guidelines より引用)

で，かつ臨床重症度の低い（グレードⅠまたはⅡ）場合を除き，初期治療に静注ステロイドパルス療法を行うことが治療アルゴリズムで示されてきた．厚生労働省の進行性腎障害 RPGN 分科会の全国アンケート調査でも，2002 年以降の期間では，治療アルゴリズム上，静注ステロイドパルス療法が推奨される患者群では 201 例中 148 例（73.6％）で実際に静注ステロイドパルス療法が行われていた[4]．本調査ではステロイドパルス療法の追加が経口薬単独と比べて治療効果が優れるとの結果は得られていないが，腎炎の進行が速く早期に効果を得たい場合，あるいは肺出血などの重篤な全身合併症を伴う場合に，ステロイドパルス療法の併用を考慮してよい．

iii）ステロイドパルス療法の実施法

ステロイドパルス療法を施行する際は，メチルプレドニゾロン 500〜1,000 mg/日点滴を 3 日間連続で行う．1 日点滴量としてメチルプレドニゾロン 1,000 mg が 500 mg より優っているとのエビデンスはなく，易感染性である高齢者や他の免疫抑制療法を行う場合は 500 mg/日が選択されることが多い．ステロイドパルス療法後の後療法としては，わが国ではプレドニゾロン 0.6〜0.8 mg/kg/日が経口投与される．

d）副腎皮質ステロイドの減量法

近年，EUVAS が支援した複数の臨床試験では，

表1 に示すごとく，初期治療の 1 週目後から副腎皮質ステロイドホルモンの減量を開始しており，これが 2007 年 BSR/BHPR のガイドラインとして示された．一方，これは血清 Cr 5.66 mg/dL 以下の全身型血管炎に対して，寛解導入期プレドニゾロン 1 mg/kg/日＋CY（3 カ月まで 2 mg/kg/日）に続く寛解維持期の免疫抑制薬として，アザチオプリン（AZA）（3 カ月以降）の有効性を立証した臨床試験（CYCAZ-AREM）で用いられたプレドニゾロン減量プロトコルに基づいている[11]．すなわち，このプロトコルは免疫抑制薬の併用が原則であり，副腎皮質ステロイドの単独治療による減量プロトコルを示すものではない．また，わが国の前向き臨床研究〔MPO-ANCA 関連血管炎に関する重症度別治療プロトコルの有用性を明らかにする前向き臨床研究（JMAAV）〕においては，減量のスピードについては触れておらず，重症例では初期量を 1 カ月以上続け，状況に応じて，減量するとしている[12]．

減量速度の再燃への影響に関して，2012 年にわが国の MPO-ANCA 型 MPA 62 例を対象とした後ろ向きコホート研究の結果が報告されており[13]維持療法中のプレドニゾロンの減量速度が 0.8 mg/月より速い群は，それより遅い群に比較し 12.6 倍再燃しやすいことが示されている．その背景には，わが国の AAV の治療では，欧米のガイドラインの背景としての免疫抑制薬の併用率が低いことも影響している可能性がある．わが国の現状を鑑み，欧米よりもやや遅い減量ペースが推奨されているのはこのような背景を考慮している．

副腎皮質ステロイド剤の標準減量群と早期減量群の比較に関するエビデンスについては，血漿交換療法の組み合わせで 704 例の腎障害を含む重症 AAV 症例を対象とした前向き国際共同研究（PAXIVAS）がなされていたが，その結果が 2020 年 2 月に発表された[14]．この研究では，血漿交換療法の割り付けに平行して，メチルプレドニゾロン 3 日間（最小 1 g，最大 3 g，合計投与量）のパルス療法後，プレドニンを標準と早期減量群に振り分けた．共に最初の 1 週間は，体重 1 kg あたり 1 日 1 mg（1 mg/kg/日）を服薬し，その後標準群では，2 カ月で半量，4 カ月でさらにその半量，6 カ月で 1 日 5 mg（5 mg/日）に減量

するが，早期減量群では，2週で半量，2カ月でさらにその半量に，4〜5カ月目で1日5 mg(5 mg/日)に減量し，その後1年間維持して，2年目に全死亡・末期腎不全をエンドポイントとして群間比較を行った．結果として，標準群(83/325(25.5%))，減量群(92/330(27.9%))(90%CI：-3.4-8.0)と2群間に有意な予後の差はなく，減量群の非劣勢が証明された．さらに1年間の感染症の発症は標準群116(33.0%)例，減量群96(27.2%)に見られ，減量群で有意に低かった(HR：0.69，95%CI：0.52-0.93)．わが国も参加した国際間での大規模な比較の結果であり，早期減量の利点を考慮することが薦められる．

　一方，副腎皮質ステロイドには，感染症，血栓塞栓症，骨毒性，耐糖能異常，脂質異常，さらに続発性副腎不全など，単なる免疫抑制作用以外の特異的な副作用が避けられないことも事実であり，可能であれば本薬を用いずに本疾患の十分な治療がなされることも検討されている．Jayne らが2017年に発表した，副腎皮質ステロイドの代わりに補体 C5a の活性阻害薬 Avacopan を用いた前向きの研究[15]で，免疫抑制薬に加えてプレドニゾロン 60 mg，プレドニゾロン 20 mg と Avacopan 30 mg×2/日，Avacopan のみの三群間で治療12週後の BVAS スコアの50%改善度の比較を67例の患者で(各群 23，22，22例)行ったところ，有効性，副作用ともに，3群間では差がなかった〔達成率各群 14/20(70.0%)，19/22(86.4%)，17/21(81.0%)〕で，Avacopan 使用群はコントロールと比べて非劣勢が証明され(p=0.002，p=0.01)，副作用発現率も同等であった．本研究も十分な他の免疫抑制薬の使用下での検討であるが，今後ステロイドフリーの治療法に関しても新たなエビデンスが出されることが期待される．

B 免疫抑制薬治療

　ANCA 関連 RPGN に対する初期治療として，中等量以上の副腎皮質ステロイド単独療法は，腎予後・生命予後を改善する．しかし，以下に述べる免疫抑制薬との併用療法がより有効であることが示されている．

a) シクロホスファミド(CY)治療

1) CY 治療の有用性

　ANCA 関連 RPGN の初期治療における免疫抑制

薬の併用は腎予後および生命予後を改善する可能性がある．このため ANCA 関連 RPGN の初期治療として，患者の状態に合わせ，副腎皮質ステロイドに加えて免疫抑制薬の併用を提案するとされている．欧米においては初期治療に副腎皮質ステロイドに免疫抑制薬を併用することが標準的治療であるが，わが国においては感染症による死亡の頻度が高いことより，2002年の RPGN 診療指針から，患者の状態に合わせた治療アルゴリズムが推奨されてきた[4]．これにより生命予後の改善が得られた．一方で腎予後の改善には，CY 併用が有用であると報告している．治療開始時に害より有益性が優ると判断される患者に対しては，静注 CY パルス(IVCY)または経口 CY(POCY)を併用する．この投与法の優劣に関しては CQ1 を参照する．

i) 海外のエビデンスとガイドライン・リコメンデーション

　欧米では多発血管炎性肉芽腫症(GPA)による ANCA 関連血管炎が多い．GPA においては副腎皮質ステロイド単独では予後不良であることは歴史的にも明らかであり，1970年代より副腎皮質ステロイドと CY の併用療法が標準的な初期治療として用いられてきた．GPA を除いた ANCA 関連血管炎の検討としては，1996年に Nachman らが，顕微鏡的多発血管炎(MPA)と壊死性半月体形成性糸球体腎炎の計107例の前向きコホートを用いて，副腎皮質ステロイド単独と副腎皮質ステロイド＋CY 併用療法を比較して報告している[16]．初期治療における寛解率は，単独群で56%に比して併用群で85%と有意に高いことが示された．また再燃率においても単独群に比して併用群では0.31倍と低値であった．さらに Hogan らは同じコホートを用いて，副腎皮質ステロイド単独群に比して CY 併用群において生命予後が改善することを報告している(併用群では死亡率が0.18倍)[17]．

　こうしたエビデンスを基に，KDIGO，英国(BSR/BHPR 2007年版)，欧州(EULAR)，オーストラリア(CARI)のいずれのガイドライン・リコメンデーションにおいても，寛解導入療法として副腎皮質ステロイドに加えて POCY(2 mg/kg/日)または IVCY

表2　年齢と腎機能による IVCY 用量調節

年齢	血清 Cr 1.7〜3.4 mg/dL	血清 Cr 3.4〜5.7 mg/dL
60 歳未満	15 mg/kg/回	12.5 mg/kg/回
60 歳以上 70 歳未満	12.5 mg/kg/回	10 mg/kg/回
70 歳以上	10 mg/kg/回	7.5 mg/kg/回

（二次資料 b より引用）

（15 mg/kg を 2〜3 週ごと）の併用が推奨されている[18〜21].

ⅱ）わが国の状況とガイドライン

　わが国においては感染症の罹患率や死亡率が高いことから，2002 年に刊行された RPGN の診療指針より，ANCA 関連 RPGN に対して，治療開始時の臨床重症度，年齢，透析の有無により免疫抑制薬の併用を選択する治療アルゴリズムが作成された[4].臨床重症度が高く（グレードⅢまたはⅣ）かつ 70 歳未満の非透析患者では，初期治療として CY を併用することが推奨された.そしてそれ以外の患者では，まず副腎皮質ステロイド単独療法を行い，それでも疾患活動性が持続する場合には，患者の全身状態を勘案したうえで，CY の追加を検討することが推奨された.おそらくこの指針に沿った治療が実践されたことにより，診療指針刊行後に，生命予後の改善が得られたことが，全国アンケート調査から判明し，2011 年の診療指針の改定版では 2002 年の治療アルゴリズムがほぼ引き継がれた[4].しかし同アンケート調査では，腎予後に関しては，CY 投与により改善されること（HR 0.683, 95%CI：0.474-0.986, $p=0.042$）が示された[4].これを受け診療指針 2014 年改訂版[22]では，「初期治療に副腎皮質ステロイド単独で治療された患者においても，副腎皮質ステロイドが減量可能となり疾患活動性のコントロールされた時点で CY を追加することは，腎予後の観点からは検討に値するものと考えられる」と追記された.2017 年改訂ガイドラインでも，これまでの診療指針の治療アルゴリズムを継承しつつ，「専門施設では，年齢・重症度にこだわらず，十分に注意した上で治療ランクを上げた治療法も考慮する」を付記し，有益性が優ると判断される患者に対しては CY の併用を検討することを推奨してきた[5].なお，RPGN 診療ガイドライン 2020 では，CQ 1 において，ANCA 関連 RPGN の初期治療として POCY もしくは IVCY いずれが推奨されるか？を検討し，CY の総投与量に注意を促し，安全性の観点を重視し，POCY よりも IVCY を提案している.

2）CY 投与量の調整

　CY は肝臓で代謝を受けるが，その活性代謝物の尿中排泄率は約 50％と報告されている[10].腎機能の低下により CY のクリアランスが低下するため，IVCY および POCY の投与量は腎機能により調整する必要がある.さらに CY 投与の際は，血球減少に対して特に注意を要する.IVCY および POCY の投与量調整について以下に示す.

ⅰ）IVCY

　IVCY 当日あるいは前日に腎機能を測定し用量を調整する.年齢，腎機能による減量方法を**表2**に示す[23].高度の腎機能低下例や透析導入例においても，IVCY 投与量を 20〜30％減量することにより適切な Area under the curve（AUC）となることが報告されている.また透析例では透析療法により CY が除去されるため，CY 投与 12 時間は透析療法を避けることが望ましい.一方，透析を導入して 3 カ月以上経過した症例では腎機能の回復が稀であるため，KDIGO ガイドラインでは CY の投与中止が推奨されている[24].

　さらに血球数も IVCY の当日あるいは前日に確認する.IVCY 施行前に白血球 4,000/μL 未満，好中球 2,000/μL 未満である場合には，IVCY を延期し，毎週血球数を確認して，白血球 4,000/μL 以上でかつ好中球 2,000/μL 以上になったら 25％減量して再開する.その後に白血球減少，好中球減少をきたした場合には，同様の方法で減量する.最初の IVCY 10 日後から次の IVCY までの間に血球数を確認する.白血球 nadir 3,000/μL 未満，好中球 nadir 1,500/μL 未満の場合には，次の IVCY 直前の白血球数 4,000/μL 以上でかつ好中球 2,000/μL 以上であっても以下のように減量をする.

　①白血球 nadir 1,000〜2,000/μL あるいは好中球 500〜1,000/μL では，前回量の 40％減量する.

②白血球 nadir 2,000〜3,000/μL あるいは好中球 1,000〜1,500/μL では，前回量の 20% 減量する.

表 2 に示すように，体重当たりの投与量が記載され，通常，初期の 3 回は 2 週間隔，以降は 3 週間隔で投与するものとしている．わが国の治療アルゴリズムでは，体表面積当たりの投与量が記載され，1 カ月の投与間隔である点に留意する.

ⅱ) POCY

以前の British Society of Rheumatology and British Health Professionals in Rheumatology(BSR/BHPR)ガイドライン(2007 年版)[25]では，寛解導入として POCY 2 mg/kg/日を最低 3 カ月継続することが推奨されていたが，好中球減少症を避けるため，年齢 60 歳以上は 25%，75 歳以上は 50% 減量すべきである．血球数の確認を最初の 1 カ月は毎週，2 カ月目と 3 カ月目は 2 週間ごと，その後は毎月実施する．白血球 4,000/μL 未満，好中球 2,000/μL 未満に減少した場合は POCY を一時的に中止する．白血球数が回復したら少なくとも 1 日投与量を 25 mg 減量して再開し，その後 4 週間は毎週検査する．重篤な白血球減少，好中球減少(白血球 1,000/μL 未満，好中球 500/μL 未満)あるいは遷延する白血球減少，好中球減少(白血球 4,000/μL 未満，好中球 2,000/μL 未満が 2 週間以上)をきたした場合には POCY を中止し，白血球数回復後に 50 mg/日で再開して，白血球数が許容範囲内であれば，1 週間ごとに目標量まで増量する．白血球 6,000/μL 未満でかつ以前に比して 2,000/μL 以上低下した場合には 25% 減量する.

b) リツキシマブ(RTX)治療

1) RTX 治療の有用性と推奨度

RTX を初期治療に用いた 2 つの臨床試験(RAVE 試験[26]，RITUXVAS 試験[27])の成績が発表され，またその後の追跡調査[28,29]が報告され，RTX も初期治療の選択肢に加えられるようになった．BSR/BHPR ガイドライン(2014 年改定版)[23]や European League Against Rheumatism and European Renal Association‒European Dialysis and Transplant Association(EULAR/ERA‒EDTA)リコメンデーション(2016 年改定版)[30]では，ANCA 関連血管炎患者の寛解導入療法として，CY と RTX のいずれかを副腎皮質ステロイドに併用することを推奨している．また CY の投与が好ましくない患者(不妊，感染症)においては，RTX を選択すべきとしている．これに対して今回 CQ2 が立てられており，参照されたい.

2) RTX 投与法について

海外の主要な臨床試験[26,27]でのプロトコルや RTX の添付文書に準じて，375 mg/m² を 4 週連続で投与するのが基本である．なお RPGN として重症例が多く含まれる RITUXIVUS 試験(24257)では IVCY が 2 回(増悪例では 3 回)併用されている．後方視的研究では重症腎障害を伴った ANCA 関連血管炎に対して RTX と RTX＋CY の比較で，寛解，腎死，死亡などに差はみられなかったとの報告[30]もあるが，まだ十分なエビデンスは確立していない．また最近，国内の後方視的検討で，ANCA 関連血管炎や ANCA 関連 RPGN に対して，RTX の少量投与(375 mg/m² 1 回あるいは 1 週間隔で 2 回)が有効であることが報告[31,32]されている．少量投与ではコスト面のメリットがある．ANCA 関連 RPGN における RTX の至適投与法について，さらなる検討が必要である.

c) その他の免疫抑制薬

1) ミコフェノール酸モフェチル(MMF)治療(保険適用外)

MMF は生体内で速やかに活性代謝物ミコフェノール酸に分解され，リンパ球の DNA 合成を抑制する免疫抑制薬である．副腎皮質ステロイド＋IVCY を対照として，副腎皮質ステロイド＋MMF の寛解導入療法の有効性が腎機能低下症例 35 例(MPA 34 例，GPA1 例)で検討されている[33]．両群の登録時の血清 Cr 値はそれぞれ副腎皮質ステロイド＋IVCY 群：3.57±1.47 mg/dL，副腎皮質ステロイド＋MMF 群：3.55±1.1 mg/dL であり，登録症例は RPGN を中心とした症例群と思われる．両群間ですべての「重大な」アウトカム(死亡，寛解，重篤合併症発現，重篤感染症発現，再燃)に優劣はなかった．一方，EUVAS により同様のレジメンで実施された MYCYC 試験の結果が最近発表された[34]．GPA と MPA の比がほぼ 2 対 1(全例 GPA：91 例，MPA：49 例)であり，腎病変を呈する割合が 81% の症例群

で，腎機能低下が軽度（eGFR 平均 47 mL/min）ではあるが，半年での寛解率が MMF 群 67％，CY 群 61％と非劣性を示し，ESKD への到達もそれぞれ 2 例と同等であった．一方，AZA 治療継続後の再燃率においては MMF 群で有意に高かった（MMF 群：23/70，33％，CY 群：13/70，19％，$p=0.049$）．軽度腎機能低下症例を対象としたものでありその結果の RPGN への有用性は限定的かもしれないが，腎障害症例にも使用できる免疫抑制薬として，CY の使用が制限される症例に対する寛解導入時にその使用が考慮されうる．

用法および用量については，1 日 1,000 mg で開始し，2,000 mg まで増量すること，および 1 日 2 回に分けて服用することが薦められる．妊婦または妊娠している可能性のある女性への使用は禁忌である．

2）カルシニューリン阻害薬：シクロスポリン（CsA）とタクロリムス（TAC）：（保険適用外）

CsA は T リンパ球細胞質内でシクロフィリンとの複合体形成によりカルシニューリン阻害作用をもたらし，これにより転写因子 nuclear factor of activated T cells（NFAT）の脱リン酸化を促進して，サイトカイン産生や活性化を抑制する．ANCA 関連血管炎による RPGN の急性期にはサイトカインストームといわれる高サイトカイン血症をきたしており，使用を考慮するところであるが，現時点においては ANCA 関連血管炎に対する有効性・安全性を確認した検討成果はない．特にその内皮細胞障害性による TMA 発症の可能性があり，腎障害症例，RPGN 症例への使用は積極的に薦められる状況ではない．

これは FK506 結合タンパク質との複合体形成によるカルシニューリン阻害薬である TAC に対しても同様の状況であり，特にネフローゼ症候群をきたしている場合でも本薬の保険適用はないため使用は薦められない．

C 免疫補助療法

a）血漿交換療法の併用

血中の ANCA の直接除去や急性期の顕著なサイトカイン血症の改善を目的として上記の免疫抑制治療との併用が，特に高度腎機能低下を呈した症例に対して薦められており，2018 年からわが国では保険収載されている．

血漿交換療法の方法に関しては，わが国では膜型血漿分離機を用いるのが一般的である．欧米の ANCA 関連血管炎に対する報告も同様である[35]．血漿処理量（置換血漿量）は 50〜60 mL/kg あるいは 1.0〜1.5×循環血漿量に設定される．置換液は，医療費コストを考慮すると等張アルブミン液の使用が望まれるが，重篤な出血を呈する場合や凝固因子の補充を要する場合は新鮮凍結血漿（FFP）が使用される．回数は週 2〜3 回が薦められていたが，国際共同医師主導研究による血漿交換療法の ANCA 関連血管炎に対する治療効果をみた PEXIVAS 試験[14]では 2 週間に 7 回の施行が条件とされているなど，寛解導入時期に集中して行うことが重要である．

単純血漿交換の他に，二重膜濾過膜法（DFPP）や選択的血漿交換（SPE）が用いられることもあり，ANCA の IgG クラスの抗体やサイトカインなどの小分子の選択的な除去が可能となっている．高価で他人の血漿を用いるため副作用のリスクのある FFP を用いることがなく，置換液の使用量を減らす効果があり，全身状態の悪い RPGN を呈する AAV には期待される手段である．

今回この課題についての CQ3 が立てられており，参照されたい．

b）免疫グロブリン大量静注療法（保険適用外）

免疫グロブリン大量静注（IVIG）療法は，免疫修飾作用，液性免疫補助療法としての感染症の予防としても，RPGN の腎予後および生命予後の十分なエビデンスはないが，ANCA 関連 RPGN において，難治例あるいは重篤感染症などの難治性合併症の併存により高用量副腎皮質ステロイドと免疫抑制薬の併用療法による標準治療が実施困難な場合に考慮してもよい（保険適用外）[5]．

IVIG 療法は，小児血管炎である川崎病でのエビデンスが確立されている他，種々の自己免疫疾患での有効性が報告されている[36]．その作用機序は，自己抗体の中和，サイトカインの作用抑制，補体活性化抑制，イディオタイプ抗体による作用，白血球-接着因子結合の抑制，樹状細胞機能調節，活性性 Fc レセプター抑制，抑制性 Fc レセプター活性化など多

岐にわたり，自己免疫的機序の複数の作用点で有効性を発揮していると考えられるものの，各疾患に対する明らかな作用機序は証明されていない部分も多い[36,37]．

Jayne らが 1991 年に 7 人の ANCA 関連血管炎患者に対して IVIG 療法を実施し[38]，その有効性を示唆する報告を行って以降，ANCA 関連血管炎に対する IVIG 療法の有用性を示す結果が多く報告されてきた[39~41]．IVIG 0.4 g/kg/日，5 日間投与による 1 コースでの報告がほとんどであるが，Martinez らは，再発例に対し IVIG 0.4 g/kg/日，4 日間を 1 コースとしての月 1 回，6 コースの投与を報告し，投与開始 9 カ月時点で 22 例中 14 例の寛解が得られたと報告している[42]．これらはすべてオープン試験であるが，これに対して Jayne ら，Fortin らは 2000 年に GPA 24 例，MPA 10 例を対象とし，IVIG 療法の二重盲検比較試験を実施し，プラセボ群の 35% に対して IVIG 0.4 g/kg/日，5 日間投与群で 85% と有意な改善が認められたと報告している[43,44]．近年の報告として，2016 年に発表されたフランスの後方視的研究がある[45]．少なくとも 1 コース以上の IVIG 療法を受けた 92 例の ANCA 関連血管炎患者を対象としており，臨床・治療背景は種々であるものの 6 カ月時点での寛解率は 56% であり，IVIG 療法は有効な補助療法であると述べている．

Jayne らの実施した RCT を含め，ANCA 関連血管炎に対する IVIG 療法の有用性を検討するほとんどの臨床試験では RPGN が除外基準となっている．これには，初期のグロブリン製剤の添加物としての糖類，特にショ糖が腎障害を誘発することが報告されていたためである．しかしわが国では高齢発症の腎病変を有する MPO-ANCA 型 ANCA 関連血管炎が多く，日和見感染などにより標準治療が行えない症例に対する代替療法を考慮する場合がある．IVIG 療法を検証する目的で RPGN に対して IVIG 療法を行った試験は，2004 年 Muso ら[46]と，2006 年 Ito-Ihara ら[47]による ANCA 関連 RPGN に対する報告がある．これらの試験では IVIG 0.4 g/kg/day，5 日間投与 1 コースを初期治療として低用量ステロイド/免疫抑制薬に上乗せする試験プロトコルで実施されている．2004 年の Muso らの 30 例の報告では 3 カ月時点での生存は 100%，腎生存率は発症前からの維持透析例 4 例以外は全例で腎生存ならびに生存を認めた．6 カ月時点では腎生存は 92%（24/26），脳出血による死亡を 2 例に認め，生存率は 93%（28/30）であった．試験期間中，重症感染症の発症はみられなかった．

BSR/BHPR ガイドライン[23]では，IVIG の使用について，Jayne らの 2000 年の RCT と 2006 年の Ito-Ihara らの報告を引用し，難治性の病態を有する疾患や，合併する感染症や非常に重篤な状態にある場合，さらに妊娠などの理由によって既存の治療が行えない症例に対する治療法として推奨している．一方，EULAR ガイドライン[20]では，IVIG の使用について Jayne らの 2000 年の RCT と 2004 年の Muso らの報告を引用し，標準治療の最大用量を用いても寛解導入に至らない例，あるいは再燃例に対する新たな治療法の 1 つとして IVIG が取り上げられている．

最近，Shimizu らが ANCA 関連血管炎に対する IVIG 療法の Birmingham Vasculitis Activity Score (BVAS)，血清 ANCA，CRP 値への 6 カ月後の低下，抑制効果の 9 観察研究（184 例）のメタ解析の結果を報告した[48]が，他の治療との併用 184 例では BVAS（SMD -1.7；95% CI：-2.66，-0.73；$p=0.0006$），ANCA（SMD -0.72；95% CI：-1.13，-0.31；$p=0.0006$），CRP（SMD -0.92；95% CI：-1.49，-0.35；$p=0.002$）ともに有意な低下を認めた．これらは他の免疫抑制薬との併用であったため，基礎の免疫抑制薬を変更せず上乗せした効果と考えられた症例において，2 週間以内の BVAS（29例），CRP（72 例）の低下作用を観察したところそれぞれ有意な低下をみた（BVAS（SMD -1.39；95% CI：-2.31，-0.48；$p=0.003$），CRP（SMD -0.56；95% CI：-0.93，-0.19；$p=0.002$）．これらは，RPGN に限った症例群ではないため，腎機能低下の抑止または改善作用については不明であるが，RPGN を呈する急激な活動性病変に対しての補助療法の可能性が示唆される．

D 透析を必要とする RPGN への免疫抑制療法

診断時透析が必要な ANCA 関連 RPGN でも免疫抑制療法は腎予後および生命予後を改善させるため，実施を提案する[5]．

診断時にすでに透析を要するような腎不全の進行したRPGNの場合，早期発見例に比べ腎機能が回復する確率は低下し，免疫抑制療法による感染のリスクが増すため，免疫抑制療法のメリット・デメリットを考え注意深く行う必要がある．臨床経過が短く，腎機能の悪化スピードが早い症例や腎生検において慢性化病変の少ない症例では腎機能が可逆性である可能性があるが，臨床経過が不明であったり尿毒症症状を伴い全身状態が不良のため腎生検が施行できない例では免疫抑制療法の反応性を予知しがたい場合もあることに留意すべきである．

ⅰ）海外のエビデンスとガイドライン・リコメンデーション

EUVASによるガイドラインでは血清Cr 5.66mg/dL以上の腎不全を伴う場合，重症型に分類され，副腎皮質ステロイドとCY，さらに血漿交換療法を行うことが推奨されている[20]．この提言の根拠として，Jayneらはこのような高度腎不全を伴う症例に対して3カ月後に生存し透析を受けていない割合を調べたところ，副腎皮質ステロイド，POCY（2.5mg/kg/日），ステロイドパルス療法を行った群では49％，副腎皮質ステロイド，POCY（2.5 mg/kg/日），血漿交換療法を行った群で69％であったと報告し，血漿交換療法の併用群のほうが腎機能の回復が良好であったと報告している[49]．Leeらは高度腎不全を伴うANCA関連血管炎155例（診断時87％で透析療法が必要）を後方視的に検討し，87％でCY治療が行われており，CY未治療と比較しCY治療を実施したほうが4カ月後の生命予後，複合予後（腎予後＋生命予後）ともに良好であると報告している．また[50]，Pepperらは診断時透析を要する高度腎機能低下を伴うANCA関連血管炎において，IVCY（年齢に応じて7.5〜12.5 mg/kg），副腎皮質ステロイド，血漿交換療法を施行し3カ月後に透析から離脱していた割合を調べたところ63.4％であった[51]．1年後に生存し透析から離脱しえた症例は65％であり，この結果はPOCYよりIVCYのほうが1年後の生命予後，腎予後が良好である可能性を示すものであった．

高度な腎機能低下を伴うANCA関連血管炎において，治療後に腎機能が回復するかどうかを予測す

る臨床的因子を調べた報告がある．MEPEX研究のサブ解析では，1年後の腎機能を予測する因子として診断時の血清Cr値，正常糸球体数，年齢，急性および慢性の尿細管間質病変を挙げ，1年後の透析離脱については正常糸球体数を挙げている[52,53]．一方でLeeらは，eGFR 10 mL/分/1.73 m²未満かつ慢性組織病変指数高値の高度腎機能低下例でさえ，14％より多くの症例で腎機能回復の可能性があることを予測している[50]．

ⅱ）わが国の状況とガイドライン

わが国におけるANCA関連RPGNにおける治療指針では，全国アンケート調査によりRPGNの死亡原因の約50％は感染死であったため，同一の病態であっても高齢者や透析患者では免疫抑制療法による副作用の危険性が高くなることを懸念し，治療内容を一段弱めることを推奨してきた[4]．そのため，2014年のガイドラインまでは診断時に透析を要する場合には，CY治療は行わない治療内容を提示してきた．しかし，透析を要するMPO-ANCA関連血管炎89例のわが国の後方視的研究では，CY治療は生命予後を改善させると述べている（HR 0.20；95％CI：0.048-0.84；$p=0.03$）．腎予後に関して，治療内容に関しては言及していないが，5例が透析離脱したと報告された[54]．これらより，ANCA関連RPGNにおいては，診断時透析が必要な状態であっても特に正常糸球体が残っている場合には腎機能が回復する可能性があるため，通常の免疫抑制療法の実施を提案するが，感染症を併発する可能性が高まるため，高齢者や全身状態が不良な症例では慎重に検討する必要がある．RPGN診療ガイドライン2020では，アルゴリズムの中でも，リスクの高い高齢者や透析導入後などでは，CS単独または無治療も考慮するよう注意を促している．

2. 寛解維持療法

A　副腎皮質ステロイド

ANCA関連RPGNの維持療法において，副腎皮質ステロイド薬は腎機能予後および生命予後を改善する．このためANCA関連RPGNの維持療法として副腎皮質ステロイドを推奨する[5]．

RPGNの維持療法は，再燃の予防および日和見感

染や副腎皮質ステロイドによる有害事象などの合併症対策を加味して行う必要がある．再燃および日和見感染症は予後に深く関与するため，免疫抑制薬併用の有無，投与期間および投与量に注意しながら副腎皮質ステロイドを投与する必要がある．

ⅰ）海外のエビデンスとガイドライン・リコメンデーション

　ANCA関連RPGNあるいは血管炎を対象とし，副腎皮質ステロイド使用群と非使用群を直接比較したRCTは見当たらない．しかし，これらの疾患では副腎皮質ステロイドの有効性が認識され，古くから治療に使用されてきた[55~60]．これまでにRPGNあるいは血管炎を対象とした多くの臨床研究が報告されているが，このなかで血管炎の寛解維持療法における副腎皮質ステロイドは，減量・中止する治療プロトコルと少量のプレドニゾロン（5 mg/日前後）で継続する治療プロトコルが混在していた．2010年のWalshらのメタ解析では，治療開始から12カ月以内に副腎皮質ステロイドを漸減中止した群（n＝517，うちMPA 91例17.6%）の再燃率が48%（95% CI：39-58）であったのに対して，12カ月後にプレドニゾロン5~7.5 mg/日または22カ月後に5 mgまで漸減したうえで副腎皮質ステロイドを継続した群（n＝288，MPA 133例46.2%）の再燃率は14%（95% CI：10-19）であり有意に低かった[61]．再燃は腎機能予後および生命予後を悪化させるため，寛解維持療法における副腎皮質ステロイドの投与を推奨されている．

　副腎皮質ステロイドの投与期間に関しては，EULARは少なくとも18カ月以上，BSR/BHPRガイドラインでは少なくとも24カ月以上の継続投与が推奨されている．2012年にはMcGregorらが，6カ月時点までにプレドニゾロンを中止した69例（MPA 30例，GPA 21例）と6カ月時点で5 mg/日であった17例（MPA 11例，GPA 12例），5 mg/日以上であった61例（MPA 32例，GPA 20例）の3群で再燃に差がなく（それぞれ再燃率が45%，76%，57%），さらにプレドニゾロン継続群では感染症の発症が多かったとしている（それぞれ0.64/人年，0.39/人年）[62]．また，2015年にはPagnouxらから，

65歳以上のANCA関連血管炎およびPAN症例を対象とした副腎皮質ステロイドの投与期間に関するランダム化比較試験の結果が報告された．寛解導入にCYを併用および寛解維持にAZAあるいはMMFを併用したうえで，9カ月間副腎皮質ステロイドを使用した53例（MPA 21例，GPA 21例）では，26カ月間副腎皮質ステロイドを投与した51例（MPA 23例，GPA 15例）と比較して，3年間の観察期間の間の1回以上の重篤な有害事象は少なく（60% vs 78%，$p＝0.04$），再燃率は差がなかったと報告している（44% vs 29%，$p＝0.15$）[63]．ただし，いずれの研究においても再燃率が高いことには注意が必要である．

ⅱ）わが国の状況とガイドライン

　わが国の前向き臨床研究（JMAAV）において，治療内容と感染症との関連が検討されている[64]．感染群の副腎皮質ステロイドの総投与量は，非感染群に比して有意に多かった（$p＝0.03$）．また治療開始200病日での副腎皮質ステロイドの投与量は非感染群10.2±3.4 mg/日に比して，感染群は13.4±5.8 mg/日と高用量であった（$p＝0.05$）．すなわち，感染症発症群においては，副腎皮質ステロイドの漸減速度が遅いか，維持量が高用量であった可能性が示唆される．RPGN患者での治療中の死因の約半数が感染症であることを考慮したうえで，実際に副腎皮質ステロイドの投与を継続するかどうかを判断する．特に感染症のリスクの高い高齢者，透析患者，重篤な基礎疾患の保有者，感染症を保有している患者（B型肝炎，結核など）では副腎皮質ステロイドの投与期間を短くすることも検討すべきである．また，副腎皮質ステロイドの投与にあたっては，感染症や骨粗鬆症の予防・対策を行うことが推奨される．

B　免疫抑制薬治療

　ANCA関連RPGNの維持療法において免疫抑制薬は腎機能予後および生命予後を改善する．このためANCA関連RPGNの維持療法として，副腎皮質ステロイドに加えて免疫抑制薬の併用を提案する[5]．

　RPGNの維持療法は，再燃予防および日和見感染の合併症対策を加味して行う必要がある．特に再燃および日和見感染症は予後に深く関与するため，副

腎皮質ステロイドの投与期間や投与量に加えて，併用する免疫抑制薬を検討する必要がある．

欧米では RPGN を含めた全身性血管炎に対する寛解導入療法の時点からは，副腎皮質ステロイドと CY あるいは副腎皮質ステロイドと RTX の併用が基本となっており，再燃率の軽減，腎機能予後および生命予後を改善することが認識されている．その結果，続いて行われる寛解導入後の再燃予防のための寛解維持療法でも免疫抑制薬の併用が考慮されている．一方，寛解導入治療に高頻度に用いられる CY は有害事象の観点から総投与量や投与期間が限られているため，寛解維持療法においては CY 以外の免疫抑制薬において再燃予防効果が検討されてきており，RTX，AZA，ミゾリビン（MZR）（保険適用外）などの有用性が報告されている．

わが国の ANCA 関連 RPGN の初期治療においては，日和見感染症の合併症対策を加味し，可能な限り 8 週間以内に副腎皮質ステロイドをプレドニゾロン換算 20 mg/日未満を目指すことを推奨し，維持療法も副腎皮質ステロイド減量の議論が中心であった[5]．一方で，近年では血管炎の再燃率の有意な増加を認め，初期治療後の維持療法における必要十分な免疫抑制の重要性が認識されてきたのが現状である．以下に ANCA 関連 RPGN の維持療法における各免疫抑制薬のエビデンスを示すが，MZR 以外の薬剤のエビデンスでは一部はわが国が参加した国際共同研究があるが，ほぼ海外からで，わが国独自の検証はない．

a) リツキシマブ（RTX）

ANCA 関連血管炎による RPGN への RTX の併用療法について，主にこれらを寛解導入療法に積極的に使用している欧米で RCT が実施され，その有効性が示唆されている（CQ4 参照）．また，RTX と AZA の ANCA 関連血管炎に対する寛解維持療法に関して，わが国を含む国際共同試験も進められており，その成果が期待されている．

b) アザチオプリン（AZA）

2003 年に Jayne らは，ANCA 関連血管炎の寛解維持療法における AZA と CY との RCT（CYCAZA-REM 試験）を報告した[65]．本試験は，血清 Cr 値≦5.7 mg/dL の ANCA 関連血管炎（GPA および MPA）の患者を対象としている．少なくとも 3 カ月間の副腎皮質ステロイドと CY による寛解導入療法の後に，CY（1.5 mg/kg/日）を継続投与する群と AZA（2 mg/kg/日）に切り替え投与する群とに無作為に割り付け，再燃率をエンドポイントとして検討した．再燃率は，AZA 群 15.5％であり，CY 群 13.7％と差を認めなかった（$p=0.65$）．また寛解維持療法中の重篤な有害事象の発生率も，AZA 群 11％であり，CY 群 10％と差を認めなかった（$p=0.94$）．本試験では，AZA は CY（1.5 mg/kg/日）と同等の再発予防効果が示されている．これらのエビデンスを基に EULAR は AZA（2 mg/kg/日）を CY よりも安全で再発予防効果は同等として，寛解維持療法として推奨している．最近の PR3-ANCA 関連血管炎を対象とした RCT において，1 年間 AZA を継続して減量中止する群と 4 年間継続して減量中止する群に再燃率の有意な違いを認めなかったことが報告されており（$p=0.40$）[66]，今後，免疫抑制薬の併用期間についても一定の見解が得られるかもしれない．

c) ミゾリビン（MZR）（保険適用外）

上記薬剤に加え，わが国における維持療法中の免疫抑制薬としてわが国で開発された MZR が用いられてきた．MZR は腎機能低下時の蓄積の問題があり，投与間隔や投与量の調節に血中濃度モニタリングなどを行うことが勧められている（保険適用外）[67]．MZR 使用の有無による血清 ANCA 値再上昇，再燃率への効果の検討が行われている（MPO-ANCA 関連血管炎の寛解維持療法における MZR の有効性・安全性および血中濃度の関連性に関する多施設共同研究，UMIN000000708，登録日 2007 年 5 月 6 日）．

d) メトトレキサート（MTX）（保険適用外）

1999 年および 2003 年に Langford らが，GPA の寛解維持療法における MTX の有効性を報告している（非比較試験）[68,69]．血清 Cr 1.5 mg/dL 未満の GPA を対象として，副腎皮質ステロイドおよび CY による寛解導入後に経口 MTX（0.3 mg/kg/週あるいは 15 mg/週で開始し，その後週 2.5 mg ずつ増量）に切り替えて寛解維持療法が行われている．2003 年の報告では，平均 32 カ月の観察期間中に 52％が再燃したが，そのなかで重症再燃は認めなかったことが報告されている[69]．これらのエビデンスを基に

EULAR は MTX を寛解維持療法に使用する免疫抑制薬として推奨している．なお，GPA に比して MPA に対する MTX の寛解維持療法のエビデンスは乏しい．また，進行性の腎障害を呈する RPGN 例で高度の腎機能障害を有する例(Ccr<30 mL/分)においては，MTX は使用不可である．

e）ミコフェノール酸モフェチル(MMF)(保険適用外)

2010 年に Hiemstra らは，ANCA 関連血管炎の寛解維持療法における AZA と MMF の RCT(IMPROVE 試験)を報告した[70]．本試験では，副腎皮質ステロイドおよび CY による寛解維持療法後に，AZA 群(開始量 2 mg/kg/日)あるいは MMF 群(開始量 2,000 mg/日)に無作為に割り付けられ，平均 39 カ月間の観察期間で再燃率および有害事象の発生率を検討した．再燃率は，AZA 群 47.5％に比較して MMF 群 55.2％と高く，そのハザード比は 1.69(95％CI：1.06-2.70；$p=0.03$)であった．重篤な有害事象の発生には群間の差はみられなかった．副次的評価項目である血管炎障害スコア(VDI)，eGFR および蛋白尿についても群間の差はみられなかった．このため ANCA 関連血管炎における寛解維持療法において，MMF は AZA に比較して有用性が小さいと考えられる．

近年の諸外国の治療ガイドラインは RCT の成果に基づき作成されているため，対象症例は 80 歳未満である．また多くの研究で PR3-ANCA 陽性症例，GPA/WG 症例の割合が多い．わが国では疾患比率として GPA/WG よりも MPA が圧倒的に多く，また 80 歳以上の高齢者での発症が稀ではないこともあり，これらのガイドラインのわが国の患者への適用については慎重な配慮を要する．

C　非免疫学的治療・抗凝固療法や抗血小板療法

RPGN をきたす代表的疾患である ANCA 関連血管炎では，疾患活動性に応じて重篤な血栓塞栓症をきたすことが知られているが，一方で肺出血や消化管出血といった重篤な出血性合併症も起こりうる．RPGN に対する抗凝固療法や抗血小板療法についての報告は少なく，また RPGN の原因は多岐にわたるため，RPGN 全体として抗凝固療法や抗血小板療法の適応を論じることは難しい．しかし，糸球体毛細血管内のフィブリン血栓が腎炎のメカニズムに深く関与していることは，動物モデルを用いた研究によって古くから知られており，ヘパリンの抗凝固作用が腎炎の進展阻止に有用であることが報告されてきた[71~74]．

ヒトでは，1968 年に Kincaid-Smith らが，RPGN を呈した半月体形成性腎炎に対する初期治療として免疫抑制療法にヘパリンやジピリダモールを併用し，腎機能改善が得られたことを初めて報告した[75]．その後，免疫抑制薬とヘパリンの併用によって腎機能改善が得られたとする一方で，重篤な出血性合併症も報告された[76,77]．これを受け Fye らは，半月体形成性腎炎を呈した RPGN に対して，副腎皮質ステロイドと低用量ヘパリン(8,000 単位/日)を用いて初期治療を行い，ワルファリンとジピリダモールで維持療法を行った症例を報告している[78]．また，感染後糸球体腎炎による RPGN をきたした小児の検討では，免疫抑制薬に加えて，ヘパリンやワルファリンを用いた抗凝固療法あるいはジピリダモールによる抗血小板療法を併用した群において腎予後および生命予後がよい傾向がみられた[79]．最近 Hirahashi らは，RPGN を呈した ANCA 関連血管炎のうち重症心血管合併症のためステロイドの使用が躊躇された症例に対してアスピリンとエイコサペンタエン酸の併用で寛解導入に成功した症例を報告している[80]．

現時点では，RPGN の腎予後および生命予後の改善を主目的とした抗凝固療法や抗血小板療法に関するエビデンスは確立していない．特に ANCA 関連血管炎においては，抗凝固療法や抗血小板療法に関する前向き研究はない．ANCA 関連血管炎では，疾患活動性に応じて重篤な血栓塞栓症をきたすことが知られているが，一方で肺出血や消化管出血といった重篤な合併症も起こりうる．したがって，急性期には明らかな活動性出血がないことを条件とし，出血に十分注意しながら抗凝固療法や抗血小板療法を併用するのが妥当である．このように疾患活動性に対する効果を証明するのは容易ではないが，RPGN を呈した ANCA 関連血管炎の寛解導入治療期のステロイドパルス療法における血栓形成の予防や，寛解維持期の虚血性心疾患および脳梗塞の予防を目的

として，ヘパリンなどの抗凝固療法や低用量アスピリンによる抗血小板療法は一般的に行われているのも事実である．今後，RPGN に対する抗凝固療法や抗血小板療法の有用性について検証が必要である．

◆ 引用文献

1. Frohnert PP, et al. Am J Med 1967；43：8-14.
2. Bolton WK, et al. Am J Med 1979；66：495-502.
3. Couser WG. Am J Nephrol 1982；2：57-69.
4. 急速進行性糸球体腎炎診療指針作成合同委員会．日腎会誌 2011；53：509-55.
5. エビデンスに基づく急速進行性腎炎症候群(RPGN)診療ガイドライン 2017．東京医学社，2017
6. Pauci-immune focal and segmental necrotizing glomerulonephritis in KDIGO Clinical Practice Guideline. Kidney Int 2012；(Suppl 2)：233-42.
7. Adu D, et al. QJM 1997；90：401-9.
8. Bolton WK, et al. Am J Nephrol 1989；9：368-75.
9. Jayne DR, et al. J Am Soc Nephrol 2007；18：2180-8.
10. 急速進行性糸球体腎炎診療指針作成合同委員会．日腎会誌 2002；44：55-82.
11. Jayne D, et al. N Eng J Med 2003；349：36-44.
12. Ozaki S, et al. Mod Rheumatol 2012；22：394-404.
13. Wada T, et al. J Rheumatol 2012；39：545-51.
14. Walsh M, et al. N Engl J Mod 2020；382：622-31.
15. Jayne DW, et al. JASN 2017；28：2756-67.
16. Nachman PH, et al. J Am Soc Nephrol 1996；7：33-9.
17. Hogan SL, et al. Ann Intern Med 2005；143：621-31.
18. Walters GD, et al. BMC Nephrol 2010；11：12.
19. Lapraik C, et al. Rheumatology 2007；46：1615-6.
20. Yates M, et al. Ann Rheum Dis 2016；75：1583-94.
21. Menahem S, et al. Nephrology 2008；13(Suppl 2)：S24-36.
22. 難治性血管炎に関する調査研究班，進行性腎障害に関する調査研究班．ANCA 関連血管炎の診療ガイドライン(2014年改訂版)．2014.
23. Ntatsaki E, et al. Rheumatology 2014；53：2306-9.
24. Pauci-immune focal and segmental necrotizing glomerulonephritis in KDIGO Clinical Practice Guideline for Glomerulonephritis. Kidney Int 2012；(Suppl 2)：233-9.
25. Lapraik C, et al. Rheumatology 2007；46：1615-6.
26. Stone JH, et al. N Engl J Med 2010；363：221-32.
27. Jones RB, et al. N Engl J Med 2010；363：211-20.
28. Geetha D, et al. J Am Soc Nephrol 2015；26：976-85.
29. Jones RB, et al. Ann Rheum Dis 2015；74：1178-82.
30. Geetha D, et al. J Nephrol 2016；29：195-201.
31. Saito A, et al. Tohoku J Exp Med 2017；242：53-62.
32. Takakuwa Y, et al. Clin Rheumatol 2019；38：1217-23.
33. Han F, et al. Am J Nephrol 2011；33：185.
34. Jones RB, et al. Ann Rheum Dis 2019；78：399-405.
35. Jayne DR, et al. JASN 2007；18：2080-188.
36. Gelfand EW. N Engl J Med 2012；367：2015-25.
37. Schwab I, et al. Nat Rev Immunol 2013；13：176-89.
38. Jayne DR, et al. Lancet 1991；337：1137-9.
39. Richter C, et al. Adv Exp Med Biol 1993；336：487-9.
40. Jayne DR, et al. Br J Rheumatol 1996；35：1150-3.
41. Levy Y, et al. South Med J 1999；92：412-4.
42. Martinez V, et al. French Vasculitis Study Group. Arthritis Rheum 2008；58：308-17.
43. Jayne DR, et al. QJM 2000；93：433-9.
44. Fortin PM, et al. Cochrane Database Syst Rev 2013；1：CD007057.
45. Crickx E, et al. Arthritis Rheum 2016；68：702-12.
46. Muso E, et al. Jpn J Infect Dis 2004；57：S17-8.
47. Ito-Ihara T, et al. Nephron Clin Pract 2006；102：c35-42.
48. Shimizu T, et al. Rheumatology 2019 Aug 4. pii-kez311.
49. Jayne DR, et al. J Am Soc Nephrol 2007；18：2180-8.
50. Lee T, et al. Clin J Am Soc Nephrol 2014；9：905-13.
51. Pepper RJ, et al. Clin J Am Soc Nephrol 2013；8：219-24.
52. de Lind van Wijngaarden RA, et al. J Am Soc Nephrol 2006；17：2264-74.
53. de Lind van Wijngaarden RA, et al. J Am Soc Nephrol 2007；18：2189-97.
54. Hasegawa M, et al. Mod Rheumatol 2016；26：110-4.
55. Frohnert PP, et al. Am J Med 1967；43：8-14.
56. Bolton WK, et al. Am J Med 1979；66：495-502.
57. Couser WG. Am J Nephrol 1982；2：57-69.
58. Bolton WK, et al. Am J Nephrol 1989；9：368-75.
59. Nachman PH, et al. J Am Soc Nephrol 1996；7：33-9.
60. Adu D, et al. QJM 1997；90：401-9.
61. Walsh M, et al. Arthritis Care Res 2010；62：1166-73.
62. McGregor JG, et al. Clin J Am Soc Nephrol 2012；7：240-7.
63. Pagnoux C, et al. Arthritis Rheumatol 2015；67：1117-27.
64. 血管炎に関する調査研究班，進行性腎障害に関する調査研究班．ANCA 関連血管炎の診療ガイドライン．2011.
65. Jayne D, et al. N Engl J Med 2003；349：36-44.
66. Sanders JS, et al. Nephrol Dial Transplant 2016；doi：10.1093/ndt/gfw211.
67. Hirayama K, et al. Am J Kidney Dis 2004；44：57-63.
68. Langford CA, et al. Arthritis Rheum 1999；42：2666-73.
69. Langford CA, et al. Am J Med 2003；114：463-9.
70. Hiemstra TF, et al. JAMA 2010；304：2381-8.
71. Silfverskiöld BP. Scand Arch Physiol 1940；175-82.
72. Kleinerman J. Lab Invest 1954；3：495-508.
73. Vassalli P, et al. Am J Pathol 1964；45：653-77.
74. Halpern B, et al. Nature 1965；205：257-9.
75. Kincaid-Smith P, et al. Lancet 1968；2：1360-3.
76. Arieff AI, et al. Arch Intern Med 1972；129：77-84.
77. Brown CB, et al. Lancet 1974；2：1166-72.
78. Fye KH, et al. Arch Intern Med 1976；136：995-9.
79. Cunningham RJ Ⅲ, et al. Pediatr Res 1980；14：128-32.
80. Hirahashi J, et al. Ann Intern Med 2012；156：755-6.

Ⅳ

1 ANCA 関連腎炎と抗GBM抗体型糸球体腎炎の治療：総論

2) 抗 GBM 抗体型糸球体腎炎の治療

要　約

　抗糸球体基底膜(GBM)抗体型腎炎の腎予後は RPGN のなかでも最も悪く，肺出血を伴えば生命予後も著しく不良なため，免疫抑制療法による急性炎症の鎮静化と抗 GBM 抗体の体内からの除去を速やかに行う必要がある．本ガイドラインでは，診断時に透析を要さない症例，あるいは腎生検組織上，半月体形成が広範でない症例，肺出血を伴う症例(Goodpasture 症候群)に対しては，副腎皮質ステロイドパルス療法，免疫抑制薬，血漿交換療法の併用を推奨する．一方，診断時に透析を要するほど腎機能が低下した症例では，腎予後の改善は見込めない場合が多いが，その場合でも，腎生検による組織評価を行ったうえで治療適応の是非を判断することが望ましい．またリツキシマブ(RTX)に関しては，従来治療に不応性，あるいは高い感染リスク，生殖機能への影響が懸念される症例に対し，有力な選択肢になる可能性はあるものの，現時点では推奨に足る臨床的エビデンスはない．初期治療導入後は，ANCA 陽性例を除き，6〜12 カ月間の副腎皮質ステロイド(CS)による維持療法を推奨する．また腎移植を予定する場合は，少なくとも 6 カ月間は抗体陰性化を確認する必要がある．

1. 治療の歴史的経緯

　抗 GBM 抗体型腎炎は，RPGN をきたす原因疾患のなかでも予後不良の疾患と位置づけられている．血液浄化療法が一般化する以前には，ほとんどが腎不全や肺出血により死亡[1]していたが，1970 年代に CS，シクロホスファミド(CY)，血漿交換の併用療法が提案[2]され，一定の効果を示している．本疾患発症から腎機能廃絶までの時間的猶予は数日から数週ときわめて短期間[3]であるため，血漿交換療法による抗 GBM 抗体除去，CY による自己抗体産生抑制，CS による強力な抗炎症作用を組み合わせた治療戦略は合理的であるといえる．しかしながらANCA 関連腎炎のような規模での臨床研究は存在せず，本疾患を対象とした臨床研究はその希少性から全世界的にも行われていない．臨床上のエビデンスを小規模観察研究結果に頼らざるをえない状況のなか，2012 年に KDIGO が，「糸球体腎炎のための診療ガイドライン」[4]を，わが国においては 2008 年に日本循環器学会と厚生労働省難治性血管炎に関する調査研究班が中心となり「血管炎症候群診療ガイドライン(2017 年改訂版発刊)」[5]を，発表した．さらに 2014 年に日本腎臓学会と厚生労働省難治性疾患克服研究事業進行性腎障害に関する調査研究班が中心となり「エビデンスに基づく急速進行性腎炎症候群(RPGN)診療ガイドライン(2017 年に改訂版発刊)」を発表し[6]，そのなかで抗 GBM 抗体型 RPGN に対する診療指針を示している．

2. 初期治療

1. 概要

　抗 GBM 抗体型腎炎の腎予後は RPGN のなかでも最も悪く，肺出血を伴えば生命予後も著しく不良となる．したがって，腎予後の改善が期待できる症例(透析を要さず，腎生検組織上半月体形成が広範でない場合)や肺出血(Goodpasture 症候群)を伴う症例では，原則的に CS，CY，血漿交換療法の併用が推奨される(推奨グレード C1)．免疫抑制薬の使用が好ましくない場合には，CS と血漿交換療法の併用が推奨される．診断時に透析を要するほど腎機能が低下した症例においては，腎予後の改善は見込めない場合が多いが，その場合でも，腎生検による組織評価を行ったうえで治療適応の是非を判断することが望ましい．肺出血合併例では生命予後の改善を目的に免疫抑制療法が推奨される(推奨グレードな

し). 一般的には，本疾患の再発はきわめて頻度が低く，免疫抑制治療は一定の期間を経たのちに，安全に中止することが可能である．抗 GBM 抗体と ANCA の両陽性例に対しては，初期治療としては抗 GBM 抗体型 RPGN に対して治療を行うが，その後は ANCA 関連腎炎の維持療法に準じた治療を行う．

2. 薬物治療

1 副腎皮質ステロイド薬

抗 GBM 抗体型 RPGN に対する CS 単独療法は，腎予後および生命予後を改善する可能性がある．免疫抑制薬の併用が望ましいが，免疫抑制薬の投与が好ましくない場合は，CS と血漿交換療法の併用が推奨される（推奨グレード C1）．Cui ら[7]は，中国北京大学第一病院単施設において 1998〜2008 年に診断された抗 GBM 抗体型腎炎および Goodpasture 症候群 221 例のうち治療介入された 176 例について，CS 単独投与群 41 例，CS＋CY 併用群 59 例，CS＋CY＋血漿交換療法併用群 76 例に分け，治療法の違いによる腎および生命予後を比較している．その結果，抗 GBM 抗体型腎炎においては治療法による生命予後の有意な差はみられなかったが，Goodpasture 症候群においては，CS 単独治療に比し，CS＋CY 治療（HR0.36，95％CI：0.15-0.91），CS＋CY＋血漿交換治療（HR0.29，95％CI：0.13-0.68）のそれぞれが生命予後を有意に改善した．また腎予後については，抗 GBM 抗体型腎炎および Goodpasture 症候群両者で CS 単独治療と CS＋CY 治療に有意な違いはみられないが，CS＋CY＋血漿交換療法併用群（抗 GBM 抗体型腎炎で HR0.41，95％CI：0.23-0.73，Goodpasture 症候群で HR0.49，95％CI：0.26-0.91）と，CS＋CY＋血漿交換療法併用群は CS 単独治療に比し，有意に良好であった．

欧米における後ろ向き観察研究[8]や，血漿交換療法の有効性を検証した小規模 RCT[9]においても，初期治療として CS（パルス療法を含む）と CY による免疫抑制療法が行われており，KDIGO のガイドラインでは，初期治療として CS パルス療法，CY，血漿交換療法の併用が推奨されている[4]．わが国における実態調査でもこれらが標準治療となっている[10]．抗 GBM 抗体型腎炎は活動性が非常に高いため，病勢をコントロールするには，強い抗炎症効果

（CS）と同時に，病因である抗 GBM 抗体の除去（血漿交換療法）および抗体産生の抑制（CY）を可及的速やかに行う必要がある．

したがって，治療効果を期待するためには，CS 単独ではなく，できる限り免疫抑制薬および血漿交換療法と併用するのが原則である．しかしながら，重症の腎炎，例えば，治療開始時の血清クレアチニン（Cr）濃度 5.7 mg/dL 以上および透析を要する場合，あるいは腎組織学的に半月体が全糸球体にみられる場合には，積極的な治療によっても腎機能回復は期待できないことが示されている[8]．肺出血を伴わない症例では，腎障害の程度を検査および組織学的所見，透析導入の有無により慎重に見極め，積極的治療の適応を判断する．

一方，肺出血を合併する Goodpasture 症候群では，生命予後改善のため強力な免疫抑制療法が必須となる．すなわち，①腎予後の改善が期待できる症例（透析を要さず，腎生検組織上，半月体形成が広範でない場合），②肺出血を伴う症例（Goodpasture 症候群），では CS パルス療法を含む強力な免疫抑制療法を考慮する．この際，CY の併用が望ましいが，感染症がコントロールできない場合や白血球減少，肝障害などの禁忌事項がある場合は，CS と血漿交換療法で治療を開始することが推奨される．

経口 CS と静注 CS パルス療法の使い分けに関し，抗 GBM 抗体型 RPGN において，両者を直接比較した RCT はない．わが国の 1989 年〜2000 年に診断された RPGN 患者の実態調査によると，抗 GBM 病（抗 GBM 抗体型腎炎および Goodpasture 症候群）の 29.8％で静注 CS パルス療法が行われていた[10]．1975 年以降 25 年間に英国 Hammersmith Hospital で診断された抗 GBM 病 71 例の長期予後に関する Levy ら[8]の報告では，経口 CS 薬（プレドニゾロン 1 mg/kg/日）が用いられているが，血漿交換療法の有効性などを検証する多くの比較試験では，初期治療として静注 CS パルス療法が選択されている[7,9]．KDIGO のガイドラインでも，メチルプレドニゾロン 0.5〜1.0 g 連続 3 日間の静注 CS パルス療法を標準治療として示している[4]．以上より，本診療ガイドラインでは，肺出血を伴う症例，あるいは肺出血を伴わない腎炎単独型であっても一般に腎炎の進行は急速であるた

め，腎機能回復が期待できる場合は，CSパルス療法（mPSL 500〜1,000 mg/日 3日間静注，以後 PSL 0.6〜0.8 mg/標準体重 kg/日）の追加を推奨する（推奨グレード C1）．

2 免疫抑制薬

わが国の診療指針では，抗 GBM 抗体型 RPGN のうち，腎機能が急速に悪化する例，腎炎の程度にかかわらず肺出血のみられる症例では，初期治療として免疫抑制療法（CS＋CY）と血漿交換療法の併用を原則としている．ただし，腎機能低下例に対しては，CY 投与量の減量，ないしは投与を避ける必要がある．前述の Cui らによる中国単一施設における抗 GBM 病の後ろ向き観察研究においては，CS 単独治療に比して CY の追加は生命予後と関連したが〔個体死に対する HR0.43（95％CI：0.21-0.90；$p=$0.024）〕，良好な腎予後とは関連しなかった〔HR0.92（95％CI：0.56-1.49；$p=0.73$）〕[7]．以上から，抗 GBM 抗体型 RPGN の初期治療として CY は生命予後を改善する可能性があるため，腎機能を勘案した CY（静注 250〜750 mg/m[2]/月または経口 25〜100 mg/日）の併用を推奨する（推奨グレード C1）．

CY の投与経路に関しては，KDIGO ガイドラインが英国 Hammersmith Hospital コホートの後ろ向き観察研究をエビデンスとして採用しているため，経口 CY のみを紹介している．CY 経口投与と静脈内投与を直接比較した臨床研究はないため，両者の優劣を結論づけることはできない．わが国では，ANCA 関連血管炎を対象にした複数の RCT の結果から，RPGN に CY を投与する場合，経口と静注で腎機能予後および生命予後には差を認めないとの結論から，両者を並列して記載している．

他の免疫抑制薬としてアザチオプリン（AZA，全身性血管炎を適応疾患として保険適用）が使用されていたこともある[1]が，血漿交換療法が導入される以前の抗 GBM 抗体型 RPGN の予後が総じて不良な時代であったため，AZA の治療効果は確立していない．近年 AZA の副作用のなかで，服用開始後早期に発現する重度の急性白血球減少と全身脱毛が NUDT15 遺伝子多型と関連することが明らかとされた[11,12]．したがって，本剤の投与前には NUDT15 遺伝子多型検査（2019 年 2 月より保険適用）を行い，

Cys/Cys 型（日本人の約 1％に存在する）の場合は，AZA の使用を原則として回避，Arg/Cys，His/Cys の場合は低用量（通常量の半分程度）からの使用開始を考慮する必要がある[13]．

また最近は，CS＋CY＋血漿交換療法により病勢を抑えられない再発例，CY 中止後に抗 GBM 抗体価の上昇をみた例，CY の生殖系に及ぼす影響を憂慮した例などに対し，ミコフェノール酸モフェチル（保険適用外）を CY の代替薬として使用した報告が増えてきている[14~17]．いずれも一定の治療効果が得られており，従来治療への抵抗例や再発例においては有用であることが示唆されるが，患者背景，投与量，治療期間などさまざまであり，今後の十分な臨床的エビデンスの蓄積を待つ必要がある．

3 生物学的製剤(リツキシマブ)

CS の多岐にわたる副作用や CY 特有の蓄積毒性を鑑み，RTX 投与による B リンパ球除去を介して抗 GBM 抗体価を減少させる試みもなされている．2002 年に従来治療が無効な肺病変再発例に対して RTX 投与を行った抗 GBM 病症例を Arzoo らが報告して以降[18]，従来の初期治療後に RTX 治療を導入した治療成績が，小規模ではあるがいくつか報告されている．しかしながら，いずれにおいても肺病変や生命予後の改善や抗体価低下がみられたが，腎予後の改善効果は一定していない[19,20]．初回治療において，RTX を CS と血漿交換療法に併用した報告では，血清 Cr 値 3 mg/dL 台で半月体を呈さない糸球体が残存する症例に関しては腎機能の改善がみられるが[21,22]，診断時に透析療法を必要とした症例では腎機能の改善は得られていない[23]．Heitz ら[24]は，RTX を CY の代用として初期治療に用いた 5 例を報告している．症例の血清 Cr 中央値は 6.8 mg/dL であり，腎症状を呈さないが人工呼吸管理を必要とした 1 例を除く，4 例において診断後 7 日以内に透析が導入された．1 例は若年齢であることから不妊が懸念され，診断時に透析を必要とした 3 例はいずれも高齢であり，感染リスクが高いと判断された．全症例がパルス療法を含む CS と RTX 375 mg/m[2]，週 1 回，計 4 回による治療が行われ，抗 GBM 抗体価が検出感度以下になるまで週 6 回の血漿交換療法が併用された．その結果，全例で肺障害の改善がみら

れたが，観察期間（中央値14カ月）内の腎機能改善は認められなかった．一方で，抗体価は初回血漿交換療法後19日（2〜26日），あるいは初回RTX投与後19日（5〜30日）で，全例において検出感度以下となり，平均15カ月の観察期間中も維持されている．以上から，従来治療への反応が不十分な症例，感染リスクが高い高齢者や，生殖機能への影響が懸念される若年者などCY使用がためらわれる症例に対しては，他に選択肢がない場合にRTX（保険適用外）が有力な選択肢になる可能性はあるが，腎予後あるいは生命予後を改善する十分な臨床的エビデンスはなく，比較試験によって効果を検証する必要がある．

3. アフェレーシス療法

抗GBM抗体型RPGNでは，腎機能予後および生命予後を改善する可能性があるため，血漿交換療法の併用を推奨する（推奨グレードB）．急速に臓器障害が進行する本疾患において，薬剤療法のみで速やかな抗GBM抗体除去を達成することは困難であるとされる．血漿交換療法と薬剤治療を比較した小規模試験では，血漿交換療法の導入で，抗GBM抗体を数週間以内にほぼ正常域にまで低下させることが可能であり，生命，腎予後の両者についても血漿交換療法群で良好な傾向が認められている．わが国の抗GBM抗体型腎炎に対する血漿交換療法の保険適用に関しては，「RPGNと診断された患者のうち，抗糸球体基底膜抗体が陽性であった患者について，一連につき2クールを限度として行い，1クール（2週間に限る）につき7回を限度として算定する」とされている．また新鮮凍結血漿の使用量に関しては，厚生労働省が「血液製剤の使用指針」（2019年）において，1治療あたり循環血漿量（40 mL/kg）の1〜1.5倍/回と示している[25]．

血漿交換療法の有効性に関するランダム化比較試験は，17例に対して施行されたJohnsonらの1980年代の報告[9]のみである．このランダム化比較試験では，CS＋CY＋血漿交換療法（4L置換を3日ごと，抗体陰性化あるいは30日以上の維持透析に至るまで継続，平均9回，4〜17回，）を行った患者群は，血漿交換療法非併用群に比して，有意に早く抗GBM抗体が陰性化し，治療終了時点の血清Cr値が有意に低値であった〔血漿交換療法併用群4.1±0.5

mg/dL（18.9±3.1週後），血漿交換療法非併用群9.2±0.7 mg/dL（14.7±3.7週間後），$p<0.05$〕．しかしこの研究では，腎組織所見で半月体50％以上の症例が，血漿交換療法非併用群9例中5例（100％3例，94％1例，83％1例）であり，血漿交換療法併用群の8例中2例（69％，82％）との間で差を認めており，治療終了時の末期腎不全と有意に関連したのは初回腎生検の半月体形成率（50％以上と未満）と血清Cr値（3.0 mg/dL以上と未満）であった．前述のCuiらによる中国単一施設における抗GBM病の後ろ向き観察研究[7]においては，血漿交換療法が1回2〜4L置換を連日あるいは隔日，14回あるいは抗体が陰性化するまで施行されている．同研究結果では，CS単独治療に対するリスクの多変量解析で，CS＋CY＋血漿交換療法が腎機能予後〔HR0.60（0.37-0.96），$p＝0.032$〕および生命予後〔HR0.31（0.15-0.63），$p＝0.001$〕に関連する因子であった．一方でCS＋CY併用療法は生命予後改善に関連するものの〔HR0.43（0.21-0.90），$p＝0.024$〕，腎機能予後改善とは関連しなかった〔HR0.92（0.56-1.49），$p＝0.73$〕．

この他にも，血漿交換療法の有用性を検討したケースシリーズが2報存在する．1983年〜2006年のフランスのレジストリーに基づく122例（腎単独28例，肺単独5例，肺腎89例）についての多施設後ろ向き研究[26]では，122例全例に血漿交換療法が施行されていた（施行回数中央値13回［IQR：9-17］）．1年生命予後規定因子は60歳以上（HR16.1［3.4-76.7］，$p＝0.001$），CY以外の代替免疫抑制薬使用（HR16.2［3.3-80.1］，$p＝0.001$），血漿交換療法の回数（HR0.87［0.77-0.98］，$p＝0.03$）であった．一方1年後の独立した非透析予測因子は初診時血清Cr値＜5.7 mg/dL（HR16.4［3.96-67.8］，$p＝0.0001$）のみであった．英国Hammersmith Hospitalで診断された抗GBM病患者の長期予後検討[8]では，血漿交換療法（50 mL/kg，最大4Lを連日最低14日あるいは抗体が検出されなくなるまで）と免疫抑制療法（CS＋CY）の併用が行われている症例で，解析可能であった71例を，初診時血清Cr値5.7 mg/dL未満の群，5.7 mg/dL以上かつ透析を必要としなかった群，初診後72時間以内に透析が必要となった群，の3群に層別化して解析している．初診時血清Cr値5.7 mg/

dL 未満の群(19 例)の生存率(1 年 100%, 最終観察時 84%[観察期間 12〜289 カ月, 中央値 90 カ月]), 腎生存率(1 年 95%, 最終観察時 74%)は良好であったが, 初診時血清 Cr 値 5.7 mg/dL 以上かつ透析を必要としなかった群(13 例)では, 生存率(1 年 83%, 最終観察時 62%), 腎生存率(1 年 82%, 最終観察時 69%), 72 時間以内に透析が必要となった群(39 例)では, 生存率(1 年 65%, 最終観察時 36%), 腎生存率(1 年 8%, 最終観察時 5%)であり, 本疾患の予後は初診時の残存腎機能に大きく影響されることが明らかとなった.

　厚生労働省より通知された血液製剤の使用指針(平成 30 年 9 月改正[25])によると, 凝固因子の補充を必要としない治療的血漿交換療法の置換液としてアルブミン製剤の使用が推奨されている. しかし, アルブミン製剤には凝固因子やグロブリンが含まれないため, 頻回・大量置換を行う場合は, 易出血や易感染性に注意する必要がある. 抗 GBM 抗体型 RPGN においては, 肺胞出血など重篤な出血を伴う場合や, 腎生検前後には FFP 使用が好ましく, 易感染性については症例ごとの判断となる.

　二重濾過血漿交換(DFPP)療法は抗 GBM 抗体を含むグロブリンや高分子量蛋白を除去し, アルブミンなど低分子量蛋白を血球成分とともに体内に返還することができるため, 置換液として用いる血液製剤を減量することが可能である. Keller ら[27]は DFPP を 2 例の抗 GBM 病に施行し, ともに抗 GBM 抗体価はほぼ正常域へ低下したと報告している. 腎機能に関しては, RPGN を呈するものの腎組織学上半月体形成率 50% 以下であった 1 例では改善を示し, 蛍光染色法による IgG の糸球体基底膜上線状沈着を示すが, 半月体形成を認めなかった 1 例では, 治療前後での悪化はみられていない. わが国でも抗 GBM 病への DFPP 療法有効例が数例報告されており, 血漿交換療法とともに抗 GBM 抗体型 RPGN に対して DFPP 療法は保険収載となっている. また抗 GBM 抗体型 RPGN の中国人 16 例患者に DFPP を施行した Zhang ら[28]の報告でも, その有効性が示されている(後述).

　わが国では保険適用となっていないが, 血漿交換療法の他に抗 GBM 抗体を循環血液中から有効に除去する方法としては免疫吸着(IA)療法があり, Biesenbach ら[29]は欧州の抗 GBM 病 10 症例に対する治療成績を報告している. 同研究の対象となった全症例において, IA 療法が CS と CY に併用されているが, うち 5 例については 2〜4 回の血漿交換療法による抗 GBM 抗体価減少が思わしくなく, IA 療法へ変更されている. IA 療法ごとの抗 GBM 抗体価減少は 71.1 から 86.4% と良好であり, 全例で 2〜9 回の治療で抗 GBM 抗体陰性化が達成され, その後平均 29 カ月の観察期間内において抗 GBM 抗体陰性が維持されている. また肺出血を合併した 7 症例では, 速やかな改善がみられ, 重症の 2 例においても人工呼吸管理を離脱している. 腎障害を呈した 8 症例のうち 4 例では腎機能の改善が認められ, さらには診断当初から透析を必要とした 6 例のうち, 腎生検で全糸球体に半月体を認めた 1 例を含む 3 例が透析を離脱している. 結果として, 腎生存率は IA 療法終了後(平均 3 カ月間)70%, 1 年後 63%, 最終観察時(平均 84 カ月間)に 50% と, 免疫抑制療法と血漿交換療法を併用した過去の報告に比し, いくぶん良好な結果であるが, 年代および対象症例数に大きな違いがあるため両報告間の正当な比較は困難である. また Zhang ら[28]は, 抗 GBM 抗体型 RPGN に対するアフェレーシス療法の有効性を, DFPP 療法群 16 例, IA 療法群 12 例で後ろ向きに比較検討している. 結果, IgG 除去率は IA 療法群が勝っていた(DFPP 療法群 62.7% vs IA 療法群 82.5%, $p = 0.002$)が, 抗 GBM 抗体除去率(DFPP 療法群 61.9% vs IA 療法群 70.8%, $p = 0.452$), 腎予後, 生命予後のいずれにおいても統計学的有意差は認めなかった. 以上から, IA 療法は抗 GBM 抗体型 RPGN への治療効果が期待できるが, 報告件数が少なく, 既報で用いられた吸着カラムの一部はわが国で用いられているものとは異なり, 今後の検討が必要である.

3. 予後

　抗 GBM 病患者において, 1963 年 Benoit らは, 無治療の場合には腎生存率 2%, 生存率 4% であると報告し, 中国人患者を対象とした Cui ら[7]の報告でも, 45 例の無治療患者の多くが重篤な転機をたどり, 7

人は入院後48時間以内に重症肺出血で死亡，それ以外の38例全例が維持透析となっている．以上のように，無治療で経過した抗GBM病の予後は著しく不良であると考えられている．

これまでの観察研究は，血清 Cr 値 6.6 mg/dL 未満である場合には，集学的治療の腎機能改善効果が期待できるが，6.6 mg/dL 以上の患者においては腎機能改善について否定的な結果を示している．Hammersmith Hospital の検討結果でも，本疾患の予後は初診時の残存腎機能に大きく影響されることが示されている[8]．また，初診時腎機能とともに，抗GBM抗体型RPGNの予後に影響を与える因子として腎組織所見での半月体形成が挙げられ，両者は密接に関連している[7~9]．これまでの報告において，治療反応性を分ける総糸球体数に占める半月体形成の割合（半月体形成率）が50%や85%だったとする報告がある．半月体形成率50%以上と未満で評価した報告として，Johnson ら[9]は半月体形成率50%未満では8例中1例，50%以上では7例中6例において腎不全が進行したとの結果を，Merkel ら[30]は半月体形成率50%以上の20例中19例は維持透析となったとの結果を，Levy ら[8]は半月体形成率50%以上も患者の23%は腎機能が改善し，治療開始時に透析を必要とし半月体形成率100%であった患者は1例も腎機能が回復しなかったことをおのおの報告している．より高い半月体形成率で評価しているものとして，Walker ら[31]による半月体形成率85%以上の11例中腎機能回復は2例，85%未満11例中では7例であったとの予後解析もある．過去のガイドラインは国内外ともに血清 Cr 値と半月体形成率でアルゴリズムを作っていた[32,33]．その後に発表されたわが国の2011年のガイドラインには，「臨床的に高度の腎機能障害を有する例や乏尿ないし無尿の症例の中でも，発症からの期間が短く病理組織学的にも線維性半月体や間質の線維化が軽度であれば腎機能の改善を認める場合もあるため，腎生検を施行して治療適応の是非を確認することが望ましい」と記されている[34]．欧米6施設で1986年～2015年に発症した抗GBM抗体型RPGN 123例の長期予後を後ろ向きに検討した最近の報告[17]では，全体で5年腎生存率は34%となっているが，2007年以降の患者群では83%に向上している．本研究では，診断時における透析療法の有無（HR3.17，95%CI：1.59-6.32），正常糸球体割合（HR0.97，95%CI：0.95-0.99）とともに，腎間質領域への炎症細胞浸潤（HR2.02，95%CI：1.17-3.50）が，抗GBM抗体型RPGNにおける末期腎不全の独立した予測因子として示されている．一方，組織学的な半月体分類（Berden 分類）[35]に関しては，単変量解析において腎生存との強い関連性（$p<0.01$）を示したものの，多変量解析においては予後因子とはならなかった．また過去の報告では，初診時に重度の腎不全を呈しながらも治療後腎機能が改善した症例のなかには，腎組織上で糸球体半月体形成とともに急性尿細管壊死所見を呈していた例も含まれ，治療前の腎機能悪化には，糸球体炎症に加えて可逆性の間質尿細管障害が影響している場合もある．

ANCA陰性抗GBM抗体型RPGNでは，再発は稀だとされている[36]．しかしながら，初回発症から数年後に腎病変あるいは肺病変として再発する可能性はあり，その多くが抗GBM抗体価の再上昇を伴う[36~39]が，一部で抗GBM抗体陰性のまま肺病変が再発する症例も報告されている[40,41]．自然発症もあれば，感染[39]や，肺病変に関しては喫煙などの毒性物質への曝露[40,41]が誘因となる場合もある．再発時の診断は速やかに下されることが多いため，予後は通常初回発症例よりも良好である[42]．

ANCA陽性抗GBM抗体型RPGN

ANCA陽性の抗GBM病（double positive；DP）は，ANCAの検出が可能となった1980年代から今までしばしば症例報告されている．DP症例の予後に関する報告は数報あるものの，サンプル数が20例以下で小規模であること，診断時の重症度や透析導入割合も各研究でまちまちであることから，抗GBM抗体単一陽性例に比べ良好だとするものや，同等もしくは不良であるとする報告が混在している．Cui ら[7]が行った中国人DP症例39例の予後検討においては，DP患者はANCA陰性患者より高齢で，診断までの期間が長く，尿蛋白が軽度であるという特徴があった．ANCA抗体陽性は，腎予後には関連しないものの，生命予後に関しては独立した影響因子（HR2.18，95%CI：1.09-4.38，$p=0.028$）であり，DP群の1年生存率は48.7%とANCA陰性群の

79.6%に対し，著しく悪化していた．また，DP群内での解析では，診断時の腎機能低下が生命予後（HR1.91，95%CI：1.13-3.24），腎予後（HR2.04，95%CI：1.34-3.09）の両者に，組織学的半月体形成率が腎予後（HR1.98，95%CI：1.08-3.63）に関して有意な関連因子であった．またCS＋CY併用療法（HR0.28，95%CI：0.10-0.75），CS＋CY＋血漿交換併用療法（HR0.36，95%CI：0.13-0.98）はCS単剤治療を基準にした場合に腎予後に関して有意な関連因子であった．一方，McAdooらは治療プロトコルが類似する欧州4施設で診断されたDP 37例をANCA陰性抗GBM病41例と比較している[43]．中国からの報告と同様にDP群はより高齢であったものの（DP 62歳 vs ANCA患者46歳），診断時の臨床徴候，CS，CY，血漿交換療法による治療介入率，透析導入率，腎機能，組織学的半月体形成にANCAの有無による差は認められていない．また生命予後に関しては両群で同等であったが，腎予後に関してはDP群で良好な傾向であった（統計学的有意差なし）．再発に関しては，ANCA陰性群では6カ月以降の再発や抗GBM抗体再上昇例を認めなかったのに対し，DP群では37例中8例（22%）に再発が認められている．しかしながら，初回発症から数年経過したのちの再発であり（中央値4.4年［1.1〜7.9年］），うち6例で再発診断前6カ月以内に25%以上のANCA上昇あるいは陽転化を示したものの，抗GBM抗体上昇を認めたものは1例のみであった．したがって，ANCA陽性の抗GBM抗体型RPGN症例に関しては，初期治療導入療法後の維持期においても，ANCA関連血管炎と同等に取り扱う必要があると考えられる．

4. 維持療法（後療法）

現時点で抗GBM抗体型RPGNに対する抗GBM抗体消失後の維持療法のエビデンスはきわめて乏しいのが現状である．抗GBM抗体の産生が6〜9カ月で自然に正常化することから，低用量CSを6〜9カ月以上継続することが多い．一方で，初期治療により抗GBM抗体が消失すれば再発が稀であることから，抗GBM抗体が消失している限り維持療法は必要でないとの考えもある．2001年Hammersmith Hospitalからの抗GBM病の長期予後検討では，前述の寛解導入療法後に71例の患者で経口CSは徐々に減量，さらに6〜9カ月で中止されているが，CS投与を中止しても1年目以降の腎および個体生存率は大きく変化しないことが示されている[8]．以上から，本ガイドラインでは抗GBM抗体型RPGNの維持療法として副腎皮質ステロイドの投与を推奨するが，抗GBM抗体の消失や血管炎症候の再燃がないことを確認しながら，6〜12カ月間以降は中止を検討する．

ANCA陽性例に関しては，再発例のほとんどが再発診断時に無治療あるいはCS以外の維持療法を受けていなかったとする報告がある[43]．しかしながら，再発時に抗GBM抗体価上昇を示した例は8例中1例にとどまっており，ANCA陽性抗GBM抗体型RPGNに対しては，AAV同様の維持療法の必要性が示唆される．

5. 腎移植

抗GBM抗体陽性の状態での移植により組織学的再発が50%であったことが報告[44]されているが，抗GBM抗体陰性を6カ月以上確認後の移植での臨床的再発頻度は低い[45]．したがって，少なくとも6カ月間抗体陰性化を確認したのちに，腎移植を行う必要がある[46,47]．抗GBM病に対する移植の疫学調査として，オーストラリア・ニュージーランド患者レジストリー（ANZDATA Registry）のデータを用いたものがある[48]．1963年〜2010年の間に抗GBM病により腎代替療法に至った449例中，初回腎移植を受けた224例の解析では，透析開始から初回腎移植までの中央期間1.6年，初回移植腎生着期間中央値21.2年（95%CI：14.4-28.0），10年グラフト生着率63%，10年生存率86%であり，その他の原疾患での，移植腎生着期間中央値18.9年（95%CI：18.2-19.6），10年グラフト生着率67%，10年生存率78%に匹敵する予後であった．6例（2.7%）が抗GBM病を再発し，そのなかの2例（0.9%）は移植腎死に至ったと報告されている．

◆ 引用文献

1. Wilson CB, et al. Kidney Int 1973；3(2)：74-89.
2. Lockwood CM, et al. Lancet 1976；1(7962)：711-5.
3. Pusey CD. Kidney Int 2003；64(4)：1535-50.
4. Kidney Int Suppl (2011) 2012；2(2)：240-2.
5. 日本循環器学会, 他. 血管炎症候群の診療ガイドライン (2017年改訂版)2017：72-5.
6. 日本腎臓学会他. エビデンスに基づく急速進行性腎炎症候群(RPGN)診療ガイドライン 2017. 2017：43-78.
7. Cui Z, et al. Medicine (Baltimore) 2011；90(5)：303-11.
8. Levy JB, et al. Ann Intern Med 2001；134(11)：1033-42.
9. Johnson JP, et al. Medicine (Baltimore) 1985；64(4)：219-27.
10. Hirayama K, et al. Clin Exp Nephrol 2008；12(5)：339-47.
11. Yang SK, et al. Nat Genet 2014；46(9)：1017-20.
12. Kakuta Y, et al. Pharmacogenomics J 2016；16(3)：280-5.
13. Kakuta Y, et al. J Gastroenterol 2018；53(9)：1065-78.
14. Malho A, et al. Int J Nephrol 2010；2010：383548.
15. Kiykim AA, et al. Intern Med 2010；49(6)：577-80.
16. Mori M, et al. Clin Nephrol 2013；80(1)：67-71.
17. van Daalen EE, et al. Clin J Am Soc Nephrol 2018；13(1)：63-72.
18. Arzoo K, et al. Ann Rheum Dis 2002；61(10)：922-4.
19. Touzot M, et al. J Autoimmun 2015；60：74-9.
20. Syeda UA, et al. Semin Arthritis Rheum 2013；42(6)：567-72.
21. Wechsler E, et al. Nat Clin Pract Nephrol 2008；4(3)：167-71.
22. Shah Y, et al. QJM 2012；105(2)：195-7.
23. Narayanan M, et al. BMJ Case Rep 2014；bcr2014.206220.
24. Heitz M, et al. BMC Nephrol 2018；19(1)：241.
25. 厚生労働省医薬・生活衛生局. 「血液製剤の使用指針」2017.
26. Huart A, et al. J Autoimmun 2016；73：24-9.
27. Keller F, et al. Am J Med Sci 1984；287(3)：32-6.
28. Zhang YY, et al. BMC Nephrol 2014；15：128.
29. Biesenbach P, et al. PLoS One 2014；9(7)：e103568.
30. Merkel F, et al. Nephrol Dial Transplant 1994；9(4)：372-6.
31. Walker RG, et al. Q J Med 1985；54(213)：75-89.
32. Jindal KK. Kidney Int Suppl 1999；70：S33-40.
33. 堺 秀人, 他. 日腎会誌 2002；44：55-82.
34. 松尾清一, 他. 日腎会誌 2011；53：509-55.
35. Berden AE, et al. J Am Soc Nephrol 2010；21(10)：1628-36.
36. Levy JB, et al. Am J Kidney Dis 1996；27(4)：573-8.
37. Hind CR, et al. Clin Nephrol 1984；21(4)：244-6.
38. Klasa RJ, et al. Am J Med 1988；84(4)：751-5.
39. Dahlberg PJ, et al. Mayo Clin Proc 1978；53(8)：533-7.
40. Liu P, et al. Clin Kidney J 2016；9(5)：657-60.
41. Gu B, et al. Clin Kidney J 2016；9(5)：661-4.
42. Kluth DC, et al. J Am Soc Nephrol 1999；10(11)：2446-53.
43. McAdoo SP, et al. Kidney Int 2017；92(3)：693-702.
44. Turner N LC, Rees AJ. Diseases of the Kidney. 5th Ed. Boston：Little, Brown & Co.；1993. 1865-94.
45. Chadban S. J Am Soc Nephrol 2001；12(2)：394-402.
46. Choy BY, et al. Am J Transplant 2006；6(11)：2535-42.
47. Joshi K, et al. Transplant Proc 2007；39(3)：734-6.
48. Tang W, et al. Kidney Int 2013；83(3)：503-10.

Ⅳ

1 ANCA関連腎炎と抗GBM抗体型糸球体腎炎の治療…総論

3) 治療薬の種類と副作用，感染症対策

要 約

副腎皮質ステロイド投与時は消化管潰瘍や骨粗鬆症に対する予防が必要である．
ステロイドパルス療法を併用する場合は有害事象が増加する．
ニューモシスチス肺炎予防のため ST 合剤を併用する．
サイトメガロウイルス感染・真菌感染のモニタリングを行う．
シクロホスファミドは年齢・腎機能に応じて投与量を決定し，白血球のモニタリングを行い，投与量を調整する．総投与量にも配慮する．
アザチオプリン開始時には遺伝子多型で有害事象の予測が可能である．血球減少・肝障害などの有害事象に留意する．
リツキシマブでは投与時の infusion reaction に注意し，中長期的には免疫グロブリンの低下に注意する．
免疫抑制療法開始前には B 型肝炎ウイルス感染・結核感染のスクリーニング検査を行い発症予防やモニタリングなど適切な対応を行う．

1. 副腎皮質ステロイド

副腎皮質ステロイドは現在もなお RPGN 治療の中心的な役割を担う薬剤である．副腎皮質ステロイドは，主に抗炎症作用と免疫抑制作用を目的として用いられる薬剤であり，比較的確実に効果が得られる反面，有害事象の頻度も高く多岐にわたるため，原疾患に対する治療効果は維持しつつ，さまざまな副作用を低減するために，併用薬の選択や予防薬の投与，感染症や合併症などのモニタリングが重要な薬剤である．内服可能な場合は内服で投与するが，意識障害などで内服困難な場合や，ネフローゼ症候群を伴うなど低アルブミン血症に伴い消化管浮腫により吸収障害が懸念される場合は経静脈投与を考慮する．

ステロイドパルス療法の使用法について確立されたものはないが，一般的には，中枢神経障害や，急速に進行する間質性肺障害・肺胞出血，消化管出血，RPGN など重篤な臓器障害に対して用いる．ただし，急激な血糖上昇や体液貯留，精神症状，大腿骨頭壊死などの有害事象は内服での高用量療法と比べても高頻度に出現するため，適応は慎重に判断する．メチルプレドニゾロン 500～1,000 mg を 3 日間，経静脈的に投与する．

ANCA 関連血管炎による RPGN などでは，高齢症で感染のリスクも懸念されるため，シクロホスファミド間欠静注投与を併用して副腎皮質ステロイドは早期減量に努める．また初期副腎皮質ステロイド量が多い(0.8 mg/kg/日以上)患者では感染のリスクが高いことが報告されており，高齢者では初期投与量を抑えることもある．

中等量以上の副腎皮質ステロイド投与時には，あらかじめ予測される有害事象に対する予防治療が重要である．特に治療早期の投与量が多い時期の消化管潰瘍のリスクは高いことが明らかとなっている．予防効果に関するエビデンスはほとんどないが，実臨床ではプロトンポンプ阻害薬または H2 受容体拮抗薬の併用を行い，最近では出血性胃潰瘍を経験することは稀である．

ニューモシスチス肺炎(pneumocystis pneumonia：PCP)予防の ST 合剤の併用も重要である．ST 合剤の併用による PCP の予防効果は非常に高い[1]．ただし皮疹や発熱などのアレルギー症状や電解質異常，腎機能障害などの有害事象も少なくなく，用量

依存的な副作用については減量で対応することもあり，実際，週3回の内服と連日の内服で予防効果には差がなく，有害事象は少ないことが報告されている[2]．有害事象でST合剤の継続が困難な場合，月1回，ペンタミジンの吸入や静注を行う．吸入施行時は十分な換気が必要なことなど，場所の制限もあり，最近経静脈投与での予防効果が特に小児の腫瘍領域から多く報告されている[3]．ペンタミジンでも低血糖や血圧低下などの継続が困難な場合は，アトバコンの経口投与で予防を行う．

その他の感染症として，深在性真菌症やサイトメガロウイルス感染症については血液検査によるモニタリングが可能である．特に高用量副腎皮質ステロイド開始後3カ月以内は，β-D グルカンとサイトメガロウイルス抗原検査(アンチゲネミア法)などのモニタリングを行う．

プレドニゾロン換算で7.5 mg/dL/日以上の副腎皮質ステロイドを3カ月以上投与することが想定される場合には骨粗鬆症対策も重要である．副腎皮質ステロイド治療開始2週後を目途にビスホスホネート製剤の投与を検討する[4]．

2. シクロホスファミド

シクロホスファミド(CY)は，アルキル化薬系の抗悪性腫瘍薬であり，悪性リンパ腫などの血液腫瘍の他，さまざまな悪性腫瘍に対して使用される．また，細胞のDNA合成を阻害してB細胞増殖を妨げることにより，免疫抑制薬としてさまざまな自己免疫疾患の治療に使用される．日本でも悪性腫瘍や移植前治療の他，"治療抵抗性のリウマチ性疾患"での使用が承認されており，全身性血管炎の寛解導入において重要な位置づけを担っている．CYの投与方法は経口連日投与(経口CY)またはCY間欠静注療法(IVCY)の2種類がある．累積投与量の観点および血球減少など短期的な安全性の観点からも，経口CY療法はシクロホスファミド間欠静注療法(IVCY)に置き換えられてきている．基本的には6カ月以下のCY投与で寛解導入を行い，寛解維持療法にはより毒性の少ない薬に切り替えることが推奨される．

IVCYの日本での保険承認条件は，1日1回500〜1,000 mg/m²(体表面積)で投与間隔は4週間とされている[5]．初期投与量は0.5〜0.75 g/m²とされ，腎機能障害(血清クレアチニン(Cr) 1.8 mg/dL以上)や75歳以上の高齢者では50〜75%に減量する．IVCYの投与を受ける患者は出血性膀胱炎などの予防のため十分な補液(ハイドレーション)が必要となる．投与後約2週間でWBCの低下がピークとなることが予測されるため，定期的に血球のモニタリングを行い，WBCの高度低下を認めるようであれば次回投与の延期，減量を検討する．

経口CY療法の日本での保険承認条件は50〜100 mg/日を8〜12週間投与である[6]．0.5〜2.0 mg/kg/日(50〜100 mg)の投与を開始し，腎機能障害(血清Cr 1.8 mg/dL以上)や75歳以上の高齢者では50〜75%に減量する．定期的にWBCのチェックを行い，WBCの低下傾向がみられたら減量・中止し，WBCが回復したら中止前の用量より減量して再開する．IVCYと比較して，内服中止後もWBCが低下するため慎重なモニタリングが必要である．

CYの有害事象として，嘔気・嘔吐，骨髄抑制，感染症，出血性膀胱炎，脱毛，口内炎，肺線維症などがある他，長期的に悪性腫瘍の発生や不妊にも関連する．特に，悪性腫瘍や不妊のリスクはCYの累積投与量との関連が報告されているため，体重や個々の患者の状態にもよるが，CY累積投与量は10〜15 gまでを目安とする．

出血性膀胱炎の原因はCY投与後に尿中排泄される代謝産物のアクロレインの膀胱への作用による．そのため，その予防には点滴や経口による十分な水分摂取と頻回の排尿が推奨される．また，IVCY時の膀胱毒性の予防にメスナが使用されることもある．

3. アザチオプリン

アザチオプリン(AZA)はプリン代謝拮抗薬の一種である．6-メルカプトプリン(6-mercaptopurine：6-MP)のプロドラッグであり，生体内で6-MPに変換されてプリン体の *de novo* 合成やサルベージ経路を抑制し，DNA合成に必要なプリンヌクレオチドの供給を阻害することで細胞毒性や細胞

増殖抑制作用を示す．臓器移植(拒絶反応の抑制)や炎症性腸疾患に加えて，治療抵抗性および難治性リウマチ性疾患に対しても用いられる．ANCA関連血管炎に対してもシクロホスファミドでの寛解導入療法後の維持療法として，用いられるのが一般的である．

全身性血管炎を含む難治性リウマチ性疾患の場合は通常，1日量として1〜2 mg/kgを投与する(1日量として3 mg/kgを超えない)．適切な投与量は患者によって異なり，重篤な副作用が起こることがあるので，投与初期は1〜2週間ごとを目安に臨床検査(血球数，肝機能，腎機能)や患者の状態観察などのモニタリングを十分に行い，投与量を増減する．治療効果が認められた場合は，効果を維持できる最低用量まで維持量を減量することが推奨されている．維持量投与下でも4〜8週ごとを目安に臨床検査モニタリングを継続する．

フェブキソスタット，トピロキソスタットの併用は禁忌，アロプリノールの併用は慎重投与となっている．アロプリノールは本剤の代謝酵素であるキサンチンオキシゲダーゼを阻害し，6-MPの血中濃度が上昇することがわかっており，骨髄抑制などの副作用を増強する可能性がある．フェブキソスタット，トピロキソスタットも同代謝酵素の阻害作用をもつことから同様の可能性がある．添付文書ではアロプリノール併用時は本剤を通常投与量の1/3〜1/4に減量するよう記載されている[7]．

AZAの有害事象の代表的なものとして，消化管症状，肝機能障害，骨髄抑制があり，このほか皮疹，脱毛，発熱，膵炎などがある．最近，AZAの有害事象を予測するのに有用な *Nudix hydrolase* 15 (*NUDT15*)遺伝子多型検査が保険適用となった．

日本人の約1%に存在する，酵素活性が著しく低下するシステインホモ(Cys/Cys)を持つ場合，チオプリン製剤の投与後，早期に重篤な副作用(重度の白血球減少症や全身脱毛症など)を生じるリスクが非常に高いことが明らかとなっている．またArg/Cys，His/Cysの場合は通常量の半分程度からの使用開始が勧められている[8]．

4. リツキシマブ

リツキシマブ(RTX)はマウス-ヒトキメラ型モノクローナル抗体であり，CD20抗原に結合しB細胞を除去する薬剤であり，悪性リンパ腫の治療薬として開発された．その後自己免疫疾患に対する有効性が数多く報告され，血管炎領域でも，2013年に顕微鏡的多発血管炎・多発血管炎性肉芽腫症に対しての使用が公知申請で承認された．添付文書では，「初発例を含む疾患活動性が高い疾患，既存治療で十分な効果が得られない患者等に対して投与を考慮すること」が対象とされている[9]．

添付文書では投与方法は「1回量375 mg/m^{2}を1週間間隔で4回点滴静注する」と記載されている．他に海外では関節リウマチに対しては，1,000 mg/個体を隔週で2回点滴静注する，などの投与方法もある．維持期の投与方法については定められているものはない．MAINRTISAN試験では6カ月ごとに500 mg/個体を隔週で2回点滴静注が行われている．最近，国内のレトロスペクティブな検討で，ANCA関連血管炎やANCA関連RPGNに対して，RTXの少量投与(375 mg/m^2 1回あるいは1週間隔で2回)が有効であることが報告されている[10,11]．少量投与ではコスト面のメリットがある．ANCA関連RPGNにおけるRTXの至適投与法について，さらなる検討が必要である．

RTXの短期的な副作用として，infusion reactionがある．特にアナフィラキシー様症状，肺障害，心障害など重毒な副作用による死亡も報告されている[12]．また中長期的にはBリンパ球の枯渇や，免疫グロブリン減少などが生じることがあり，免疫抑制に伴うB型肝炎再活性化，ニューモシスチス肺炎をはじめとした各種感染症に注意が必要である．頻度は少ないがJCウイルスの再活性化による進行性多発性白質脳症の報告[9]やRTX誘発性血清病(Rituximab-induced serum sickness：RISS)の報告もある．わが国ではRTXの公知申請にさきがけて，CY抵抗性ANCA関連血管炎に対して，多施設共同前向き臨床研究(RiCRAV試験)が施行された[13]．7例の患者(GPA 5例，MPA 1例，EGPA 1例；うち腎障害4例)が登録され，完全寛解は7例中6例で得ら

れたが，5例が再発している．B型肝炎の再活性化
1例，癌2例，サイトメガロウイルス感染1例など
の有害事象がみられ，2例が感染症により死亡して
いる．使用中には血中免疫グロブリンのモニタリン
グを行い，感染症の発症に十分注意する．

5. その他の感染症対策

いずれの治療を選択するにしても，免疫抑制療法
を開始する前にはB型感染ウイルス感染および結核
感染のスクリーニング検査を行う．

結核のスクリーニング検査としては，インター
フェロンγ遊離試験（interferongamma release
assay：IGRA）がよく用いられる．IGRAは結核菌特
異抗原を用いているためBCG接種の影響を受けな
いことから，わが国のようにBCG接種率の高い国
では特に有用性が高いと考えられている．IGRAが
陽性であった場合は活動性結核の有無の評価を行
い，潜在性結核と診断した場合には発症予防治療の
併用を行う[14]．

B型肝炎ウイルス感染では，HBs抗原，HBs抗
体，HBc抗体を評価し，ウイルス量に応じて核酸ア

ナログの投与を開始する．既感染と判断した場合に
は定期的なウイルス量のモニタリングが必要である[15]．

◆ 引用文献

1. Kronbichler A, et al. Ann Rheum Dis 2018；77：1440-7.
2. Utsunomiya M, et al. Arthritis Res Ther 2017；19：7.
3. Clark A, et al. Pediatric transplantation 2015；19：326-31.
4. Suzuki Y, et al. Journal of bone and mineral metabolism 2014；32：337-50.
5. 医薬品インタビューフォーム，注射用シクロホスファミド水和物　注射用エンドキサン® 100 mg，500 mg（改定第10版）.
6. 医薬品インタビューフォーム，シクロホスファミド錠　エンドキサン®錠50 mg（改定第16版）.
7. 医薬品インタビューフォーム，アザチオプリン錠　イムラン®錠50 mg（改定第13版）.
8. リウマチ性疾患に対するアザチオプリン使用に関する通知（NUDT15遺伝子多型検査の保険承認を受けて）.
9. 医薬品インタビューフォーム，抗CD20モノクローナル抗体リツキサン注（改定第19版）.
10. Saito A, et al. Tohoku J Exp Med 2017；242：53-62.
11. Takakuwa Y, et al. Clin Rheumatol 2019；38：1217-23.
12. Karmacharya P, et al. Semin Arthritis Rheum 2015；45：334-40.
13. Nagafuchi H, et al. Mod Rheumatol 2015；25：603-8.
14. 日本結核病学会予防委員会・治療委員会. Kekkaku 2013；88：497-512.
15. 日本肝臓学会（編）. B型肝炎治療ガイドライン. 第3.1版，89-90.

2 治療に関するアルゴリズムと CQ

1) ANCA 関連 RPGN の治療に関するアルゴリズム

図1に，ANCA 関連 RPGN の治療に関するアルゴリズムおよび CQ（次項）の位置づけを示した．

なお，今回のアルゴリズムは，RPGN 診療ガイドライン 2017 のアルゴリズムを全面的に改訂したものとなっている．前版までは，RPGN の重症度分類および年齢・透析の有無に基づいた治療指針であったが，必ずしもエビデンスや実臨床を反映していない部分もあった．今回の改訂図は，エビデンスに基づいて作成された各 CQ の推奨を基本にしつつ，実臨床や難治性血管炎班による最新のレジメン選択図とも整合性をとっている．

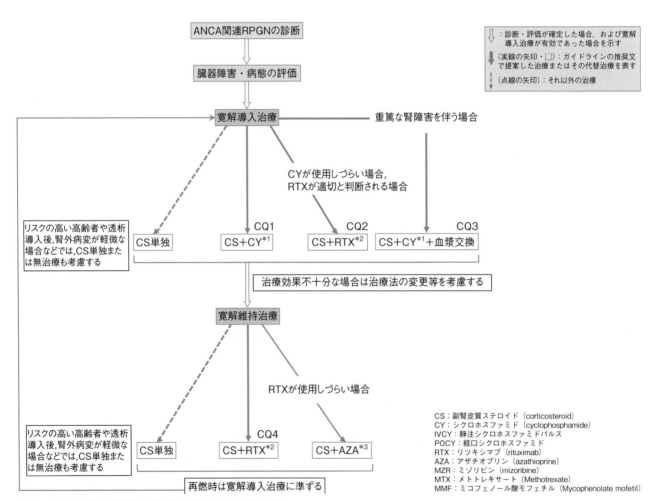

図1　ANCA 関連 RPGN の治療に関するアルゴリズム
*1）CY：IVCY が POCY よりも優先される．
*2）RTX：ANCA 関連 RPGN の治療に対して十分な知識・経験をもつ医師のもとで，RTX の使用が適切と判断される際に用いる．
*3）AZA：AZA 以外の薬剤として，MZR，MTX，MMF などが選択肢となりうる．

2) 治療に関するCQ（図1参照）

　重要臨床課題（「寛解導入治療」「血漿交換療法」「寛解維持療法」）について，以下のクリニカルクエスチョンを作成した．
CQ 1：ANCA関連RPGNの初期治療として経口シクロホスファミドもしくは静注シクロホスファミドパルスのいずれが推奨されるか？
CQ 2：ANCA関連RPGNの初期治療における副腎皮質ステロイドの併用薬としてリツキシマブとシクロホスファミドのいずれが推奨されるか？

CQ 3：ANCA関連RPGNの初期治療として血漿交換療法は推奨されるか？
CQ 4：ANCA関連RPGNの維持治療における副腎皮質ステロイドの併用薬としてリツキシマブとアザチオプリンのいずれが推奨されるか？

　今回作成したCQに関する構造化抄録，およびSRで用いたリスクバイアステーブル，エビデンスプロファイル，フォレストプロットなどの各資料は，日本腎臓学会のホームページで閲覧することができる．なお，一部のCQでは推奨作成の根拠としてフォレストプロットを掲載した．

CQ 1：ANCA関連RPGNの初期治療として経口シクロホスファミドもしくは静注シクロホスファミドパルスのいずれが推奨されるか？

推奨グレード **2D**　ANCA関連RPGNの初期治療では，経口シクロホスファミドよりも，静注シクロホスファミドパルスを提案する．

解説

　副腎皮質ステロイド（CS）とシクロホスファミド（CY）の併用療法は，ANCA関連血管炎（AAV）の寛解導入時における標準的治療として汎用されている．その際のCYの投与方法には静注シクロホスファミド（IVCY）と経口シクロホスファミド（POCY）があり，いずれの投与法の有効性についても数多く報告がある．今回われわれはランダム化比較試験（RCT）のみを対象としてシステマティックレビューを行い，それぞれの投与法の有効性のみならず，合併症，コストなどを含め多面的に比較し，腎症を伴うAAVにおける優位性について改めて検討した（オンライン資料参照）．

　AAVの初期治療においてCS＋POCYとCS＋IVCYを比較したRCTのうち，対象患者の全例が腎病変を伴うことが明記されているRCTは2件報告されており[1,2]，大半の症例が腎炎を伴いその内訳が明記されているRCTは1件報告されている[3]，これら3件を対象にメタ解析を行った．

　われわれが最も重大なアウトカムとした死亡率については，各RCTの治療開始後6カ月および最終観察時における比較において，有意差は認めず明ら

かな優劣はつけられなかったが，いずれの報告においても一貫してIVCYのほうが死亡率が低かった．また，いずれの報告においてもPOCYの死因の過半数が感染症関連である点がIVCYと異なっていた．
　一方，同じく最も重大なアウトカムとした腎死率（末期腎不全となった割合）については，治療開始後6カ月の時点では2論文のみの評価となり有意差がつかなかったが，3論文で評価可能な最終観察時においてはPOCYのほうが有意に腎死率が低かった〔リスク比（RR）2.62，95％信頼区間CI：1.10-6.25〕．
　次いで重大なアウトカムとわれわれが判断した重篤合併症については，最終観察時においてIVCYのほうが発生率が低かった〔RR 0.57，CI：0.38-0.88〕．同じく重大なアウトカムとした重篤感染症についても，最終観察時においてIVCYのほうが発生率が低かった〔RR 0.49，CI：0.27-0.92〕．
　また，重要なアウトカムとした寛解率については，最終観察時において優劣は認められなかった．一方，同じく重要なアウトカムとした再燃率については，治療開始後9カ月の時点では2論文のみの評価となり有意差がつかなかったが，3論文で評価可能な最終観察時においてPOCYのほうが有意に再燃率が低かった〔RR 2.27，CI：1.24-4.17〕．ただし

再燃の内訳には，腎症以外の臓器症状も含まれている．

　以上から，腎症を有する AAV において IVCY を POCY と最終観察時において比較した場合，重篤合併症や重篤感染症といった重大アウトカムにおいて優れるが，最も重大なアウトカムである腎死率や重要アウトカムである再燃率において劣るという結果であった．いずれの報告においても，両群間で CS の総投与量に有意差はないが，CY の総投与量は POCY のほうが IVCY のほぼ倍量となっていることが，これらのアウトカムの違いに影響している可能性が考えられる．

　ただし，今回対象とした 3 件の RCT のうち 2 件は，途中で生じた上記アウトカムの差のために早期試験中止となったことによる「早期試験中止バイアスのリスク」がある．また各文献における重篤合併症や重篤感染症の定義が統一されていないことや観察期間の違いがあること(アウトカム測定の違い)，1 件の RCT では腎症のない症例も少数含まれていることやいずれの報告もヨーロッパからのものでアジア人は含まれていないこと(研究対象集団の違い)，尿所見・腎症の臨床経過に関する記載が不十分のため腎病変が RPGN であるか否かの詳細が不明確であるなど，非直接性の問題がある．また CY の総投与量が 3 件の RCT 間でかなり異なっており，日本における CY の一般的な使用推奨量は欧米よりも少なめになっていること(介入の違い)も，非直接性の問題となる．したがってエビデンスの質(確実性)は，いずれのアウトカムにおいても総じて非常に低いという判断となった．

　なお，2015 年にコクランライブラリーから AAV の renal vasculitis の初期治療に関するシステマティックレビューが出ており[4]，POCY と IVCY の比較について同様の解析がなされている．この報告においては，われわれの採用した RCT3 件に加え，もう 1 件の RCT[5](腎病変の有無の詳細が明記されていないという理由でわれわれは不採用とした)を加えた解析となっている．その結果，IVCY が POCY と比較して最終観察時における再燃率が高いという点はわれわれと同様であったが，腎死率が高いという劣性や重篤感染症の発生率が低いという優

位性はなくなるという点が異なっており，結果として IVCY と POCY に優位順をつけられていない．

　次に，治療によって得られる正味の利益に対するコストや資源のバランスについても検討した(V 付録　医療コスト参照)．CS＋IVCY をどこまで入院で行うかによっても異なるが，IVCY を初回入院 6 週間中に 600 mg×2 回投与，退院後も 1 カ月おきに 2 泊 3 日入院でさらに 4 回投与(計 24 週間)，というモデルケースで試算した場合，CS 単独療法と比較して IVCY の追加分の医療費は，計 24 週間で 31 万円の増額となる．IVCY を外来で継続する場合でも，点滴に要する時間，関与するスタッフなどの資源を要する．一方 CS＋POCY の場合，6 週間の入院後は外来で継続可能であれば，50 mg を計 12 週間投与として試算した場合，CS 単独療法と比較して POCY の追加分の医療費はほとんど生じない．ただし先述のように，POCY は感染症も含めた重篤合併症の発現が多いため，それに対するコストが生じる．以上より，IVCY と POCY の優劣は一概にはいえないと判断した．

　以上を総合した結果，ANCA 関連 RPGN の初期治療に CY を投与する場合，POCY と IVCY のいずれも寛解導入に有効であるが，安全性の観点を重視して IVCY がやや優れていると判断した．腎死を防ぐ観点からは POCY も考慮されるが，CY の総投与量が多くならないように注意する必要がある．

◆ 文献検索

　文献は PubMed，医学中央雑誌のデータベースおよびハンドサーチにてを用いて文献検索を行った．採用した論文は原則として RCT で 2019 年 5 月までの期間で検索した．また，それ以降の重要文献も必要に応じて採用した．
(キーワード：microscopic polyangiitis, granulomatosis with polyangiitis, wegener granulomatosis, Vasculitis, rapidly progressive glomerulonephritis, antineutrophil cytoplasmic antibody, anca associated vasculitis, corticosteroids, cyclophosphamide 等)とした．

◆ 引用文献

1. de Groot K, et al. Ann Intern Med 2009；150：670-80.
2. Haubitz M, et al. Arthritis Rheum 1998；41：1835-44.
3. Guillevin L, et al. Arthritis Rheum 1997；40：2187-98.
4. Walters G, et al. Cochrane Database Syst Rev 2015；24：CD003232.
5. Adu D, et al. QJM 1997；90：401-9.

CQ 2 ： ANCA 関連 RPGN の初期治療における副腎皮質ステロイドの併用薬としてリツキシマブとシクロホスファミドのいずれが推奨されるか？

推奨グレード 2D ANCA 関連 RPGN の初期治療では，副腎皮質ステロイドの併用薬としてリツキシマブよりも，シクロホスファミドを提案する．シクロホスファミドが使用しづらい場合や，リツキシマブの使用が適切と判断される場合は，リツキシマブの使用を提案する．

▶ 解説

ANCA 関連 RPGN の初期治療に関して，海外では標準的治療として副腎皮質ステロイド(CS)とシクロホスファミド(CY)の併用が推奨されてきた[a~c]．またわが国では治療アルゴリズムが作成され，特定の病態下において CS に CY を併用する初期治療が提案されている[d~g]．CY は DNA をアルキル化する薬剤であり，リンパ球などの免疫担当細胞に作用し強力な免疫抑制作用を発揮するが，一方，性腺毒性や二次発癌などの副作用を有する．リツキシマブ(RTX)は B 細胞を標的とした抗 CD20 モノクローナル抗体であり，当初 B 細胞性非ホジキンリンパ腫の治療に使用されたが，近年，GPA や MPA に対する RTX の有用性が報告されるようになった．B 細胞除去や ANCA 産生抑制などを介して，ANCA 関連血管炎の病態を改善させる機序が想定されている．

ANCA 関連血管炎を対象に RTX と CY の初期治療を検討した，2つのランダム化比較試験(RAVE 試験[1]，RITUXVAS 試験[2])の結果が 2010 年に報告され，RTX の有効性と安全性が示された．これらの結果をもとに，最近の英国のガイドライン[h]や EULAR/ERA-EDTA のリコメンデーション[i]では，臓器や生命を脅かすレベルの ANCA 関連血管炎の初期治療においては，CY あるいは RTX のいずれかを CS に併用することが推奨されている．わが国では公知申請により 2013 年 6 月に MPA，GPA に対して RTX(リツキサン®)の保険適用が得られ，RTX が使用されるようになってきた．ANCA 関連血管炎診療ガイドライン 2017[j]では，ANCA 関連血管炎の寛解導入治療では，CS の併用薬として RTX より CY を優先することが提案されている．これは CY より RTX のほうが高額であること，ガイドラインの対象者に RTX の使用に慣れていない医師もいることなどを踏まえての提案となっている．

RPGN は ANCA 関連血管炎において，腎死という重篤な臓器障害を引き起こすとともに，患者の生命も脅かす重要な病態である[e]．本 CQ では ANCA 関連 RPGN の初期治療において，CS に併用する免疫抑制薬として，CY と RTX のいずれを使用すべきかを検討した．

本 CQ に対する文献検索の結果，3つの論文が抽出された．RITUXVAS 試験の短期ならびに長期成績に関する2論文[2,3]と，RAVE 試験の post-hoc 試験の1論文[4]である．

RITUXVAS 試験[2,3]は欧州を中心に8施設で行われた，オープンラベルランダム化比較試験である．新規の GPA，MPA，RLV 患者で，かつ腎病変を有する患者を対象に，RTX 群(RTX 375 mg/m^2/週，4回．IVCY 15 mg/kg/回，1，3回目の RTX 施行時に投与．悪化時はもう1回追加可)と CY 群(IVCY 15 mg/kg/回，最初の3回は2週間隔，以後3週間隔で寛解まで施行．最低6回，最高10回．CY に引き続き経口アザチオプリン(AZA)2 mg/kg/日を投与)の比較がなされた．RTX 群 33 例，CY 群 11 例．両群とも試験登録前に血漿交換と最高2gまでの mPSL パルス療法の施行が可能であり，またランダム化後は1gの mPSL パルス療法を施行し，後療法として経口 CS(PSL 1 mg/kg/日で開始し，6カ月目

には5 mg/日に減量)を投与した．60歳以上や血清Cr＞3.4 mg/dLではCYの減量を行った[2,3]．本試験では主要エンドポイントとして12カ月後の寛解維持達成率と重篤有害事象が検討されたが，いずれも両群で有意差がみられなかった[2]．治療24カ月後のデータについても，死亡，末期腎不全，再発の複合エンドポイントを主要エンドポイントして検討されたが，両群で有意差はみられなかった[3]．RAVE post-hoc試験[4]は，RAVE試験[1]に登録された患者のうち活動性腎病変を有する患者を抽出して解析したものである．RAVE試験は米国を中心とした9施設で行われた，二重盲検ランダム化比較試験である．再発も含めたMPA，GPA患者が登録されており，血清Cr 4 mg/dL以上の患者は除外されている．RTX群(RTX 375 mg/m^2/週，4回)とCY群(経口CY 2 mg/kg/日，腎機能に応じて調整．3〜6カ月後に寛解している場合は，CYはAZA 2 mg/kg/日に変更可)の比較がなされた．RTX群51例，CY群51例．両群ともmPSL 1 g/回を1〜3回施行後，PSL 1 mg/kg/日を投与し，5カ月後までに減量している．寛解が得られ再燃しない場合はPSLを中止している[4]．主要エンドポイントである完全寛解達成率については，6カ月，18カ月ともに両群で有意差はみられなかった[4]．

このRITUXVAS試験[2,3]とRAVE post-hoc試験[4]について，メタ解析を施行した．死亡(12，18，24カ月)，腎死(12，18，24カ月)，重症感染症の発生(12，24カ月)，重篤合併症の発生(12，18，24カ月)，寛解(BVAS＝0，PSL中止，6，18カ月；BVAS＝0，2カ月持続，12カ月；BVAS＝0，6カ月持続，12カ月)，寛解維持(BVAS＝0，PSL中止，12，18カ月；BVAS＝0，24カ月)，再燃(12，18，24カ月)のいずれもRTX群とCY群で，有意差はみられなかった．ただし両試験とも欧米人を対象とした試験であり，わが国のANCA関連RPGN患者と比べ，患者背景にやや相違がみられる．わが国のRPGNの全国調査[d]では，MPA 344例に対してGPA 46例とMPAの患者がかなり多いのに対して，両試験ともGPAの患者割合が高い(RITUXVAS試験ではGPA 50%，RAVE post-hoc試験ではGPA 67%)．また，患者年齢についても，わが国の全国調査[e]では，GPA，MPAによるRPGN患者は平均65歳であるのに対して，RITUXVAS試験では平均64歳とほぼ同様であるが，RAVE post-hoc試験では平均55歳と比較的若い患者が登録されている．

こうした点より，今回のメタ解析においては「非直接性」に問題があると考えられた．また解析した試験数が少なく，各試験の登録患者数も少ないこともあり，解析結果の相対リスクの信頼区間が大きく，多くの項目で「不精確さ」があるものが評価された．以上よりデータの「確実性」は，ほとんどの項目で「非常に低い」との判定となった．

わが国では2002年にRPGNの診療指針[d]が刊行され，ANCA関連RPGNに対して，臨床重症度，年齢，透析の有無により治療方針を決定する治療アルゴリズムが作成された．臨床重症度が高く，かつ70歳未満の非透析患者ではCYを併用し，それ以外の患者ではまずCS単独療法を行い，疾患活動性が持続する場合には，患者の全身状態を勘案したうえで，CY追加を検討することが推奨された．その後の全国調査[e]で，診療指針刊行後に生命予後の改善が得られていることがわかり，2011年の診療改訂版[e]でも2002年の治療アルゴリズムがほぼ踏襲された．さらに同全国調査[e]では，腎死についてはCY投与群のほうがCY非投与群より良好(HR 0.683，95% CI：0.474-0.986，p＝0.042)であったことより，RPGNガイドライン2014[f]，ならびにRPGNガイドライン2017[g]では，「専門施設では，年齢・重症度にこだわらず，十分に注意したうえで治療ランクを上げた治療法も考慮する」という文言を付記し，有益性が優ると判断される患者に対してはCYの併用を検討することが提案された．今回のガイドライン策定にあたって，患者代表からも，「透析療法を回避あるいは遅延させることが望まれる」との意見が挙げられている．

このように，わが国においては，ANCA関連RPGNの初期治療の免疫抑制薬として，CYが標準薬として位置づけられ，多くの使用経験を有している．一方，RTXについては，保険収載後はわが国でもANCA関連血管炎やANCA関連RPGNに対して使用されることが増えているが，わが国のANCA関連RPGNに対するRTXの有効性，安全性の検証

死亡（18 カ月）

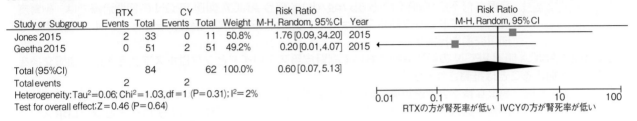

図1　メタ解析の結果：フォレストプロット

は十分になされてはいない．またコスト的にも標準的な RTX の投与は CY より高価となる．

以上，RITUXVAS 試験[2,3]，RAVE post-hoc 試験[4]のメタ解析では，両群間で有効性，安全性に有意差はみられなかったが，両試験とわが国の患者像の相違，わが国のこれまでの臨床成績や使用経験などを勘案して，「ANCA 関連 RPGN の初期治療では，CS の併用薬として CY を提案する」とした．一方で，CY に対して重篤な過敏症の既往がある場合，累積投与量が多くなり性腺毒性や二次発癌の懸念がある場合など，CY を使用しづらい時には RTX が有用と考えられる．また RAVE 試験全体の検討では，再発症例においては RTX 群のほうが CY 群よりも寛解導入において有効性が高かったとの報告[1]や，PR3-ANCA 陽性患者では CY 群よりも RTX 群のほうが，再燃が少なかったとの報告[5]がなされている．RTX の使用がより適切と判断される場合は，CY ではなく RTX を第一選択としてよいものと考える．そこで本ガイドラインでは，「CY が使用しづらい場合や，RTX の使用が適切と判断される場合は，RTX の使用を提案する」とした．

◆ 文献検索

文献は PubMed，医学中央雑誌のデータベースおよびハンドサーチにてを用いて文献検索を行った．採用した論文は原則として RCT で 2019 年 5 月まで

の期間で検索した．また，それ以降の重要文献も必要に応じて採用した．

（キーワード：microscopic polyangiitis, granulomatosis with polyangiitis, rapidly progressive glomerulonephritis, antineutrophil cytoplasmic antibody anca associated vasculitis, corticosteroids, cyclophosphamide, rituximab 等）とした．

◆ 参考にした二次資料

a. Lapraik C, et al. Rheumatology（Oxford）2007；46：1615-6.
b. Mukhtyar C, et al. Ann Rheum Dis 2009；68：310-7.
c. Menahem S, et al. Nephrology（Carlton）2008；13 Suppl 2：S24-36.
d. 急速進行性糸球体腎炎診療指針作成合同委員会．日腎会誌 2002；44：55-82.
e. 松尾　清，他．日腎会誌 2011；53：509-55.
f. 進行性腎障害に関する調査研究班．エビデンスに基づく急速進行性腎炎症候群（RPGN）診療ガイドライン 2014．東京医学社，2014.
g. 難治性腎疾患に関する調査研究班．エビデンスに基づく急速進行性腎炎症候群（RPGN）診療ガイドライン 2017，東京医学社，2017.
h. Ntatsaki E, et al. Rheumatology（Oxford）2014；53：2306-9.
i. Yates M, et al. Ann Rheum Dis 2016；75：1583-94.
j. 難治性血管炎に関する調査研究班，難治性腎疾患に関する調査研究班，びまん性肺疾患に関する調査研究班．ANCA 関連血管炎診療ガイドライン 2017．診断と治療社，2017.

◆ 引用文献

1. Stone JH, et al. N Engl J Med 2010；363：221-32.
2. Jones RB, et al. N Engl J Med 2010；363：211-20.

3. Jones RB, et al. Ann Rheum Dis 2015；74：1178-82.
4. Geetha D, et al. J Am Soc Nephrol 2015；26：976-85.
5. Miloslavsky EM, et al. Arthritis Rheumatol 2015；67：1629-36.

CQ 3 ： ANCA 関連 RPGN の初期治療として血漿交換療法は推奨されるか？

CQ 3-1：ANCA 関連 RPGN の初期治療において経口副腎皮質ステロイドとシクロホスファミドに加えて，静注ステロイドパルス療法と血漿交換はどちらが推奨されるか？

推奨グレード 2D 高度な腎不全(血清 Cr＞5.65 mg/dL)を伴う ANCA 関連 RPGN の初期治療では，副腎皮質ステロイドとシクロホスファミドの追加治療として，静注ステロイドパルス療法よりも血漿交換を提案する.

CQ 3-2：ANCA 関連 RPGN の初期治療において副腎皮質ステロイドとシクロホスファミドに，血漿交換を加えることは推奨されるか？

推奨グレード 2D 高度な腎不全で透析療法の開始が必要と見込まれる ANCA 関連 RPGN の初期治療では，副腎皮質ステロイドとシクロホスファミドよりも，副腎皮質ステロイドとシクロホスファミドに血漿交換の併用を提案する.

解説

血漿交換療法(PE)は，血漿中に存在する ANCA などの病因関連物質を除去することにより効果が期待される治療法である．しかし ANCA 関連 RPGN に対する PE の有効性を評価しうるエビデンスは限られている.

2007 年に欧州血管炎研究グループ(EUVAS)が，高度の腎不全(血清 Cr＞500 μmol/L≒5.65 mg/dL)を伴った AAV を対象とした MEPEX trial(high-dosage methylprednisolone versus plasma exchange)を報告した[1]．副腎皮質ステロイド(CS)＋シクロホスファミド(CY)との併用療法として 7 回の PE を施行する群(n＝70)と mPSL パルス療法を施行する群(n＝67)に無作為に割り付けて予後を検討している．MEPEX trial は高度の腎不全を伴った AAV に対象を絞ることで結果の解釈を明瞭にしたのと同時に，それまでの報告の症例数(n＝6～34)と比較してサンプルサイズが大きい．PE(介入群)と mPSL パルス療法(対照群)の有効性を比較検証した研究の SR では，MEPEX trial とその長期成績[2]のみであった．「重大」なアウトカムである末期腎不全において，治療開始 3 カ月および 12 カ月における PE 併用の優位性を認めた(3 カ月：RR 0.46，95％CI：0.24-0.86，12 カ月：RR 0.44，95％CI：0.22-

0.85)．一方で死亡，再燃，重篤合併症ならびに重篤感染症の発現において，PE 併用の優位性を認めなかった．以上から，高度な腎不全(血清 Cr＞5.65 mg/dL)を伴う ANCA 関連 RPGN において，mPSL パルス療法と比較し PE の併用は 12 カ月までの末期腎不全を減少させる可能性があると判断した.

ANCA 陽性 RPGN における初期治療において CS＋CY による標準治療に PE を追加する効果について SR を行い 5 件の RCT を得た[3~7]．2 件の RCT は ANCA 陽性の RPGN が対象であり，3 件の RCT は pauci-immune 型半月体形成性糸球体腎炎が対象で 1980～1990 年代の論文であることもあり ANCA は未測定であった．腎障害の程度は様々であり，5 件のうち 2 件の RCT ではステロイド治療として mPSL パルス療法を併用していた．「重大」なアウトカムである死亡，末期腎不全，重篤合併症ならびに重篤感染症の発現において，標準治療に PE を追加する優位性を認めなかった．ANCA 陽性 RPGN のみを対象とした場合には，重大なアウトカムである腎死，腎機能の悪化について PE 併用のほうがよい傾向にあったが，信頼区間が広く明らかな優位性は認めなかった[7]．稀少疾患であるため試験のサンプルサイズが小さいことや，PE が十分な免疫抑制療法に併用されていることなどが結果に影響していると考えられる.

PEについてはカテーテル挿入や血液製剤の使用などの治療に係る侵襲がかかるほか，7回施行した場合のコストは置換液も含めて234万円と高額であり医療費の負担もかかる．しかし，今回のガイドライン策定にあたって，患者代表からも，「多少の治療負担はあっても透析を回避できるのであればPEの施行が望まれる」との意見が挙げられている．透析が必要となった際の時間的，精神的負担は多大であり，短期的な腎予後の改善にとどまるとしても患者側の価値観・優先度が高い可能性がある．また医療資源面においても透析にかかるコストは半年間で290万円と推算され，透析回避におけるコスト削減の効果は大きい．ANCA関連RPGNではPEが保険適用となっている現状も踏まえ，高度な腎不全で透析療法の開始が必要と見込まれるANCA関連RPGNでは透析回避，透析開始を遅延させるためPEの併用は提案されるものと考えた．

なお2020年2月に抗好中球細胞質抗体関連血管炎の治療における血漿交換およびグルココルチコイド投与：国際ランダム化比較試験(Plasma Exchange and glucocorticoids in anti-neutrophil cytoplasm antibody associated vasculitis：a randomized controlled trial. PEXIVAS)の結果が報告された[8]．本試験の対象はGFR 50 mL/分/1.73 m² 未満または肺胞出血を伴う重篤なAAV症例であり，704例が登録された．主要複合アウトカム(死亡または末期腎不全)の発現において，ステロイド(OCS＋mPSLパルス)と免疫抑制療法(CYまたはリツキシマブ(RTX))の標準治療にPEを追加する優位性は認めなかった．一方で基礎値の血清Cr値は介入群(PE群)で3.70 mg/dL，対照群で3.80 mg/dLであり，血清Cr≧5.65 mg/dLの症例は介入群で28.7％，対照群で29.5％と限られている．サブ解析では，主要複合アウトカム(死亡または末期腎不全)の発現における血漿交換の効果を腎不全の程度別にみるとCr＜5.65 mg/dL群ではハザード比0.98(0.65, 1.48)であるのに対し，透析を要する腎不全またはCr≧5.65 mg/dL群では0.77(0.53, 1.11)と高度な腎不全では有意差はないがハザード比が低下していた［文献8補足資料］．さらに近年ではRTXの保険収載に伴い，初期治療に使用することが増えてきているが，RTXとPEに関するエビデンスは十分でなく，今後の検証が待たれるところである．

◆ 文献検索

文献はPubMed，医学中央雑誌のデータベースおよびハンドサーチにてを用いて文献検索を行った．採用した論文は原則としてRCTで2019年5月までの期間で検索した．また，それ以降の重要文献も必要に応じて採用した．

(キーワード：microscopic polyangiitis, granulomatosis with polyangiitis, rapidly progressive glomerulonephritis, antineutrophil cytoplasmic antibody anca associated vasculitis, plasmapheresis, plasma exchange 等)とした．

◆ 引用文献

1. Jayne DR, et al. J Am Soc Nephrol 2007；18：2180-8.
2. Walsh M, et al. Kidney Int 2013；84：397-402.
3. Glöckner WM, et al. Clin Nephrol 1988；29：1-8.
4. Pusey CD, et al. Kidney Int 1991；40：757-63.
5. Cole E, et al. Am J Kidney Dis 1992；20：261-9.
6. Zäuner I, et al. Am J Kidney Dis 2002；39：28-35.
7. Szpirt WM, et al. Nephrol Dial Transplant 2011；26：206-13.
8. Walsh WM, et al. NEJM 2020；382：622-31.

Ⅳ

2 治療に関するアルゴリズムとCQ

CQ 4： ANCA 関連 RPGN の維持治療における副腎皮質ステロイドの併用薬としてリツキシマブとアザチオプリンのいずれが推奨されるか？

推奨グレード 2D　寛解導入された ANCA 関連 RPGN の維持療法として，副腎皮質ステロイドとアザチオプリンよりも副腎皮質ステロイドとリツキシマブの使用を提案する．リツキシマブが使用しづらい場合は，アザチオプリンの使用を提案する．

▶ 解説

ANCA 関連 RPGN の寛解維持療法は，再燃予防および日和見感染の合併症対策を加味して行う必要がある．副腎皮質ステロイド（CS）にアザチオプリン（AZA）を併用する治療は，寛解維持療法として欧米では認められてきたものであるが，2014 年，2018 年の新たな大規模臨床試験の報告により，死亡率と再燃率において，リツキシマブ（RTX）の併用療法が AZA の併用療法に対して優位性があることが示された[1,2]．両報告ともに，本 CQ に対応する唯一のランダム化比較試験（RCT）である MAINRITSAN 試験に基づくものである．本研究は ANCA 関連血管炎（GPA/MPA/腎限局性 ANCA 関連血管炎）の新規診断症例あるいは再燃症例で CS＋シクロホスファミド（CY）レジメンにて完全寛解が得られた患者（n＝115）を，RTX（500 mg）を試験登録後 0 日，14 日，6 カ月，12 カ月，18 カ月の時点で計 5 回投与する群（n＝57）と，AZA（2 mg/kg/日〜1 mg/kg/日）を 22 カ月間連日投与する群（n＝58）に無作為に割り付けた．全体の平均年齢は 55 歳，女性が 43％で，新規診断後の寛解例が 80％，再燃後の寛解例が 20％であった．本研究は寛解導入後 60 カ月までを観察対象とし，寛解維持率をプライマリエンドポイントとした多施設共同非盲検ランダム化比較対照試験である．60 カ月時点の死亡率は CS＋RTX 群で有意に少なかった（$p＝0.045$）．実際 60 カ月の観察期間に CS＋AZA 群の 4 例が死亡（敗血症，膵癌 1 例，腸間膜梗塞，急性心不全各 1 例ずつ）した CS＋RTX 群に死亡例はなかった．また，再燃率に関しては，28 カ月後 CS＋RTX 群で重症再発 3 例，CS＋AZA 群で 17 例〔RR 0.18（0.06-0.58）〕および 60 カ月後 CS＋RTX 群で重症再発 16 例，CS＋AZA 群で 28 例〔RR 0.58（0.35-0.95）〕で CS＋RTX 群が有意に少なかっ

た．重篤な有害事象については重症感染症が，CS＋RTX 群と CS＋AZA 群にそれぞれ，15 例（26％）および 16 例（28％），重篤な心血管イベントが 6 例（11％）および 5 例（9％），癌が 2 例（前立腺癌）および 6 例（皮膚癌，膵癌）に発生した．重篤有害事象には両群間で有意差は認められなかった．また，同様の MAINRITSAN 試験に基づくもので，AZA 群は 24 カ月後の時点で，RTX 群に比し，有意に身体能力の低下が認められたとも報告されている[a]．

以上のように，MAINRITSAN 試験において RTX は AAV の寛解維持療法として AZA に対して再燃や生存率に関する優位性を示したが，いくつかの重要な課題を残している．第一に，MAINRITSAN 試験は，寛解維持戦略を最も必要とする再発性 AAV 患者（再発性疾患の患者 115 例中 23 例）のサブグループにおける RTX の反復投与の効果を評価できなかった．第二に，多くの国で現在 RTX が AAV の寛解導入療法として承認され，CY の代わりに使用される頻度が高まっている現状で，MAINRITSAN 試験では GC＋CY で寛解導入した患者に限られ RTX で寛解導入された患者での最適な寛解維持戦略が不明である．第三に，RTX の反復投与期間と投与量が最適化されていないことである．過去の報告[3,4,5]では，再燃は通常末梢血における B 細胞の回復（B cell return）後に続いて起こることが多く，またほとんどの再燃が RTX の反復投与間隔 6 カ月以上の場合に起こっていることから，RTX の反復投与間隔を 4 カ月に短縮することにより再発率がさらに低下する可能性が高い．これらの課題を解決すべく設計されたのが，RITARAZEM 試験である[6]．RITARAZEM 試験は再発性 AAV 患者を対象として，RTX により 4 カ月以内に寛解導入された患者の寛解維持を RTX 群と AZA 群に分け再燃率を比較した多施設共同非盲検 RCT である．RTX の優位

性が示唆されているが，最終結果は今後公表される予定である．

　以上のように，CY パルス後の寛解維持療法においてRTX は，完全寛解を長期に維持できる有望な治療法である可能性がMAINRITSAN 試験で示された．

◆ 文献検索

　文献はPubMed，医学中央雑誌のデータベースおよびハンドサーチにてを用いて文献検索を行った．採用した論文は原則としてRCT で2019 年5 月までの期間で検索した．また，それ以降の重要文献も必要に応じて採用した．
（キーワード：microscopic polyangiitis, granulomatosis with polyangiitis, rapidly progressive glomerulonephritis, antineutrophil cytoplasmic antibody anca associated vasculitis, corticosteroids, azathioprine, rituximab 等）とした．

◆ 参考にした二次資料

a. Pugnet G, et al. Clin Exp Rheumatol 2016；34（Suppl 97）：S54-9.
b. 急速進行性糸球体腎炎診療指針作成合同委員会．日腎会誌 2011；53：509-55.
c. 難治性血管炎に対する調査研究班，難治性腎疾患に対する調査研究班，びまん性肺疾患に関する調査研究班．ANCA 関連血管炎診療ガイドライン．2017.

◆ 引用文献

1. Guillevin L, et al. N Engl J Med 2014；371：1771-80.
2. Terrier B, et al. Ann Rheum Dis 2018；77：1151-7.
3. Cartin-Ceba R, et al. Arthritis Rheum 2012；64：3770-8.
4. Pendergraft WF 3rd. Clin J Am Soc Nephrol 2014；9：736-44.
5. Guillevin L, et al. N Engl J Med 2014；371：1771-80.
6. Gopaluni S, et al. Trial 2017；18：112.

Ⅳ

2 治療に関するアルゴリズムとCQ

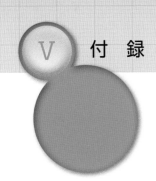

V　付　録

医療コスト

医療費コスト

　わが国では近年高騰する一部の薬価と医療費全体の抑制が社会的関心事項となっており，診療ガイドラインの作成にあたり医療費コストの検討を欠かすことはできない．RPGN では発症初期や再発初期の診療以外に慢性維持期の診療を含めて長期間にわたる医療費負担が必要となる．また，RPGN 患者の場合，リツキシマブや血漿交換療法といった高額な薬剤や処置が治療の選択肢となるため，治療法の選択の際には医療従事者および患者の両者が各診療内容の医療費を十分に理解し，治療選択の 1 つの判断材料として考慮することが望まれる．

　本診療ガイドライン作成の推奨作成会議での参考資料として，作成事務局での実際の診療内容を基に

ANCA 関連 RPGN 患者の初期治療および維持治療の一般的なモデルケース別の医療費を算出した（**表**）．医療費として直接医療費（入院医療費，外来医療費を含むが，交通費などの直接非医療費は除く）を用い，保険制度や特定医療費助成を考慮していない10割負担額を記している．初期治療の診療モデルとして，期間を 24 週間に設定し（治療開始後～24週），最初の 6 週間の入院診療，以降 4 週間ごとの外来通院とした．維持治療の診療モデルとして，期間をその後の24週間に設定し（治療開始後25～48週），4 週間ごとの外来通院とした．診療内容や使用薬剤は推奨作成メンバーの医療機関の経験を参考とし，2019 年時点の医療費，薬価を用いて算出した．初期治療（CQ2～4），維持治療の両者において，対象となる薬剤や処置の直接医療費に違いがあることから，

表　ANCA 関連 RPGN 患者に対する治療モデルケース別の医療費の比較

初期治療 24 週間（入院 6 週間，以降月に 1 回の外来通院）	直接医療費（単位：万円）	①と比較した増額分（単位：万円）
①副腎皮質ステロイドのみ 　（プレドニゾロン 40 mg/日 4 週間，30 mg/日 2 週間，25 mg/日 2 週間，20 mg/日 2 週間，15 mg/日 8 週間，12.5 mg/日 6 週間．腎生検診断・胸腹部 CT 検査，上部消化管内視鏡検査を含む．）	124	0
②ステロイド大量療法（500 mg 3 日間）	125	1
③静注シクロホスファミド大量療法（入院中に 600 mg 2 回投与，初期治療退院後 2 泊 3 日入院で 4 回投与）	155	31
④静注シクロホスファミド大量療法（入院中に 600 mg 2 回投与，以降外来で 4 回投与）	127	3
⑤経口シクロホスファミド（50 mg/日 12 週間）	124	0
⑥リツキシマブ（500 mg 4 回投与）	169	45
⑦血漿交換療法（置換液として 1 回新鮮凍結血漿 1,000 mL＋5%アルブミン液 2,000 mL 使用，7 回実施）	234	110
⑧血液透析（慢性維持透析として処置料人工腎臓＋ダイアライザー）	290	166
維持治療 24 週間（月に 1 回の外来通院）		
①副腎皮質ステロイドのみ 　（プレドニゾロン 12.5 mg/日 6 週間，10 mg/日 18 週間）	15	0
②アザチオプリン（100 mg/日 24 週間）	19	4
③リツキシマブ（外来で 500 mg 1 回投与）	27	12
④血液透析（慢性維持透析として処置料人工腎臓＋ダイアライザー）	180	165

各推奨作成の際の1つの参考資料として提示した．
初期治療（CQ2）に関して，副腎皮質ステロイド単独
と比較して経口シクロホスファミドがほぼ同額，静
注シクロホスファミド大量療法（外来投与）が約3万
円，静注シクロホスファミド大量療法（2泊3日入院
投与）が約31万円と高額であった．CQ3に関して，
静注シクロホスファミド大量療法（外来投与）と比較
してリツキシマブ投与が約42万円と高額であった．
CQ4に関して，血漿交換療法は約110万円が加算さ
れた．そして，高度腎不全に至り慢性血液透析が必
要となる場合，より高額の増額となる．維持治療に
関して，副腎皮質ステロイド単独と比較してアザチ
オプリンは約4万円，リツキシマブは約12万円が加
算された．ただし，いずれのモデルケースにおいて
も，実際の診療で難病特定医療費助成を用いた場
合，一般所得患者の支払い額は月額1万円を超えず，
治療内容別の患者支払い額に大きな差額は生じな
い．医療費コストに関連する今後の検討課題として
RPGN患者での各治療別の費用対効果を明らかにし
ていくこと，生活の質の改善を考慮した検討などを
進める必要がある．

エビデンスに基づく急速進行性腎炎症候群(RPGN)診療ガイドライン 2020

定　価	本体 3,000 円＋税
発　行	2020 年 8 月 25 日　第 1 刷発行
監　修	成田一衛・新潟大学医歯学系腎・膠原病内科学
編　集	厚生労働科学研究費補助金難治性疾患等政策研究事業（難治性疾患政策研究事業）難治性腎障害に関する調査研究班

発行者　　　株式会社 東京医学社
　　　　　　代表取締役 蒲原 一夫
　　　　　　〒 101- 0051　東京都千代田区神田神保町 2-40-5
　　　　　　　　　　　編集部　TEL 03-3237-9111　販売部　TEL 03-3265-3551
　　　　　　　　　　　URL：https://www.tokyo-igakusha.co.jp　E-mail：info@tokyo-igakusha.co.jp

印刷・製本　三報社印刷 株式会社
本書に掲載する著作物の複製権・翻訳権・上映権・譲渡権・公衆送信権（送信可能化権を含む）は（株）東京医学社が保有します。
ISBN 978-4-88563-723-0
乱丁，落丁などがございましたら，お取り替えいたします。
正誤表を作成した場合はホームページに掲載します。

エビデンスに基づく急速進行性糸球体腎炎（RPGN）診療ガイドライン 2020